Problemanalyse und Therapieplanung

Standards der Psychotherapie
Band 2

Problemanalyse und Therapieplanung

Dipl.-Psych. Bernd Ubben

Herausgeber der Reihe:

Prof. Dr. Martin Hautzinger, Prof. Dr. Kurt Hahlweg,
Prof. Dr. Jürgen Margraf, Prof. Dr. Winfried Rief

Bernd Ubben

Problemanalyse und Therapieplanung

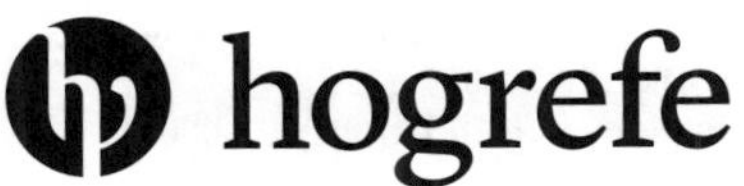

Dipl.-Psych. Bernd Ubben, geb. 1951. Studium der Psychologie in Freiburg und Berlin. Ausbildung zum Verhaltenstherapeuten und psychotherapeutische Tätigkeit in Berlin und Bücken/Niedersachsen. Seit 1996 Institutsleiter der Dresdner Akademie für Psychotherapie (DAP) und tätig als Verhaltenstherapeut, Dozent, Supervisor, Selbsterfahrungsleiter und Gutachter für die gesetzlichen Krankenkassen.

Bibliografische Information der Deutschen Nationalbibliothek

Die Deutsche Nationalbibliothek verzeichnet diese Publikation in der Deutschen Nationalbibliografie; detaillierte bibliografische Daten sind im Internet über http://dnb.dnb.de abrufbar.

Hogrefe Verlag GmbH & Co. KG
Merkelstraße 3
37085 Göttingen
Deutschland
Tel. +49 551 999 50 0
Fax +49 551 999 50 111
verlag@hogrefe.de
www.hogrefe.de

Satz: Mediengestaltung Meike Cichos, Göttingen
Druck: Media-Print Informationstechnologie GmbH, Paderborn
Printed in Germany
Auf säurefreiem Papier gedruckt

1. Auflage 2017

(E-Book-ISBN [PDF] 978-3-8409-2823-9; E-Book-ISBN [EPUB] 978-3-8444-2823-0)
ISBN 978-3-8017-2823-6
http://doi.org/10.1026/02823-000

Inhaltsverzeichnis

Einleitung

Verhaltenstherapie bietet Psychotherapeuten beste Möglichkeiten für eine kontrollierte Praxis. Haben diese für ihre Patienten bestimmte Diagnosen gesichert, dann können sie auf evidenzbasierte Therapieprogramme zurückgreifen. Liegen im Einzelfall komplexe Problembedingungen vor, die sich nicht auf eine umgrenzte und erforschte Störung beschränken, dann konstruieren sie auf der Grundlage eines verhaltensanalytischen Störungsmodells individuelle Behandlungskonzeptionen.

Der goldene Weg mit einer optimalen Nutzung evidenzbasierter Therapiekonzepte und einem maßvollen Einsatz neukonstruierter Behandlungsstrategien ist entsprechend für jeden Einzelfall zu finden. Schulte weist mit seinem dualen Psychotherapiemodell auf zwei miteinander verknüpfte Aufgaben von Therapeuten hin. Zum einen ermöglichen diese ihren Patienten das erforderliche therapeutische Basisverhalten wie Mitarbeit, Selbstöffnung, Experimentierbereitschaft und motivieren sie dazu, die verabredeten Arbeitsschritte im Alltag umzusetzen. Das ist die Voraussetzung dafür, dass es überhaupt zu einem wirksamen Einsatz therapeutischer Methoden kommen kann. Zum anderen haben Therapeuten die Aufgabe, die gebotenen Interventionsstrategien sachgerecht durchzuführen.

Entsprechende Basisfertigkeiten erwerben Psychotherapeuten in ihren postgradualen Aus- bzw. Weiterbildungen. In diesem Rahmen erlernen sie in praxisvorbereitenden Theorieseminaren und Methodentrainings zunächst das erforderliche Störungs- und Behandlungswissen. Das Kernelement ihres therapeutischen Kompetenzerwerbs bilden dann Fallbehandlungen unter Supervision. Eng bezogen auf Patientenbehandlungen, die sie im Rahmen ihrer praktischen Ausbildung mit Patienten durchführen, erhalten sie von ihren Supervisoren (wie auch von beteiligten Teilnehmern ihrer Supervisionsgruppe) gezielte Rückmeldungen zu ihrem therapeutischen Verhalten. Außerdem werden sie an eine verfeinerte Methodenanwendung und professionelle therapeutische Beziehungsgestaltung herangeführt. Ausbildungssupervision wie auch später berufsbegleitende Supervision approbierter Psychotherapeuten haben letztlich die gleiche Zielsetzung: Es gilt dafür zu sorgen, dass die Behandler eigenständig und gekonnt Problemanalysen durchführen und Therapiepläne erstellen. Weiterhin ist zu überprüfen, ob sie sich in ihrem therapeutischen Vorgehen sowohl hinreichend an evidenzbasierten Wissensbeständen orientieren, als auch versiert den therapeutischen Beziehungs- und Arbeitsprozess steuern. Und schließlich ist bei Bedarf durch ergänzende Übungs- und Erfahrungsprozesse dafür zu sorgen, dass sie in der Lage sind, diese methodischen und interaktionellen Standards auch tatsächlich zu erfüllen.

Für verlässliche Alltagsroutinen benötigen Psychotherapeuten ein gut benutzbares Arbeitsmodell, das sie über den Pfad der notwendigen Diagnostik- und Planungsschritte führt. Ein solcher Algorithmus, der Verhaltenstherapeuten einen roten Faden für Problemanalyse und Therapieplanung an die Hand gibt, wird mit diesem Buch vorgestellt. Er ist das Extrakt langjähriger eigener Ausbildungstätigkeit und verbindet zahlreiche Module aus relevanten Veröffentlichungen mit bewährten selbst entwickelten Techniken.

Im Theorieteil dieses Buches wird in Kapitel 1 zunächst das Selbstverständnis der Verhaltenstherapie erläutert und gezeigt, in welcher Weise dieses Psychotherapieverfahren sich an den Prinzipien einer kontrollierten Praxis orientiert. Verhaltenstherapeuten greifen demnach bei ihrem Vorgehen soweit wie möglich auf evidenzbasierte Behandlungsempfehlungen zurück, passen sich während der Therapiedurchführung flexibel den Erfordernissen des Einzelfalls an und achten darauf, dass der Therapieplan und ihr tatsächliches Vorgehen übereinstimmen. Kapitel 2 beschreibt, wie die Dialektik von Evidenzbasierung und Individualisierung im klinischen Alltag gewährleistet wird. Dazu wird zum Therapiebeginn, nach einzelnen Behandlungsphasen und am Ende der Behandlung eine sorgfältige Diagnostik durchgeführt. Durch den Therapeuten werden zu diesem Zweck wiederholt verhaltensanalytische und testdiagnostische Befunde erhoben und im Sinne einer rekursiven Therapieplanung in den Therapieplan eingearbeitet. In Kapitel 3 wird die komplexe Aufgabe des Therapeuten erläutert, den therapeutischen Arbeits- und Beziehungsprozess methodisch und interaktionell wirksam zu steuern. Methodeneinsatz, Interaktionsgestaltung und Selbstregulation sind professionell zu gestalten und im Therapieverlauf gekonnt aufeinander abzustimmen.

Grundlage verhaltenstherapeutischen Denkens und Handelns ist das in Kapitel 4 charakterisierte Problemlöserational. Es gilt hierbei, den Patienten für eine aktive Mitarbeit zu motivieren und an ein eigenverantwortliches Selbstmanagement heranzuführen. Hierbei treffen Verhaltenstherapeuten eine Vielzahl von Indikationsentscheidungen, die in Kapitel 5 vorgestellt werden. Zunächst ist von diesen allgemein zu beurteilen, ob für eine hilfesuchende Person überhaupt eine Psychotherapie geboten ist. Dann folgt ggf. die differenzielle Zuweisung des Patienten zu einem passenden Psychotherapieverfahren. Es sollten passende störungsspezifische Konzepte ausgewählt werden und die gebotenen Therapiemaßnahmen individuell auf den jeweiligen Patienten abgestimmt werden. Und schließlich sind durch die Therapeuten im Behandlungsverlauf im Sinne einer rekursiven Therapieplanung prozessadaptive Entscheidungen zu treffen.

In Kapitel 6 wird die in den 1970er Jahren von Frederic Kanfer eingeführte SORK/C-Verhaltensgleichung als verhaltensanalytisches Referenzmodell beschrieben. Zur Erarbeitung eines Störungsmodells werden verschiedene Teilformen der Verhaltensanalyse (deskriptiv, funktional, vertikal, makroskopisch) verwendet. Auch der verhaltenstherapeutische Gesamtprozess wird anhand dieser Verhaltensgleichung charakterisiert und der Weg des Patienten durch die Verhaltenstherapie gemäß des bekannten Rubikonmodells in volitionsvorbereitende und -realisierende Teilschritten gegliedert. Der Theorieteil des Buches endet mit Kapitel 7. Der Weg zur Konzeptualisierung einer Verhaltenstherapie wird anhand der drei aufeinanderfolgenden Phasen „Problemanalyse, Zielableitung, Therapieplanung" vorgestellt und durch klinische Beispiele unterlegt.

Der Praxisteil beginnt in Kapitel 8 mit einer Empfehlung zum Ablauf der verhaltenstherapeutischen Probatorik: Nach einem Erstgespräch (i. d. R. im Rahmen der therapeutischen Sprechstunde) zur Klärung einer allgemeinen Indikation folgen drei problemanalytische Sitzungen, bis in der Abschlusssitzung dieser Orientierungsphase gemeinsam mit dem Patienten Therapieziele verabredet werden. Kapitel 9 stellt zehn Module zur Erarbeitung von Problemanalyse und Therapieplanung vor. Die entsprechenden methodischen Vorgehensweisen sollten von Verhaltenstherapeuten sicher beherrscht werden, damit sie begründete Indikationsentscheidungen treffen können, ihren anfangs in der Regel desorientierten Patienten eine Orientierung zur Störung ermöglichen und mit diesen ein therapeutisches Arbeitsbündnis mit realisierbaren Zielen begründen. Im Anhang dieses Buches werden hierzu zahlreiche Arbeitsblätter zur Verfügung gestellt. Das Abschlusskapitel 10 bietet Verhaltenstherapeuten Hilfestellungen dafür, Berichte zur Konzeptualisierung ihrer Krankenbehandlungen zu verfassen. Indem sie ihre problemanalytischen und konzeptionellen Ergebnisse schriftlich dokumentieren, konstruieren sie einen Leitfaden für ihr konkretes therapeutisches Vorgehen in der Interventionsphase der Behandlung. Gleichzeitig generieren sie auf diesem Wege einen Text, der den Anforderungen entspricht, die von den gesetzlichen Krankenkassen an den Bericht an den Gutachter gestellt werden. Im Anhang des Buches finden sich schließlich zahlreiche Materialien, die bei der Erarbeitung der Problemanalyse und zur Therapieplanung genutzt werden können.

Ziele des Bandes

- Vorstellung der wichtigsten theoretischen Konzepte, die für die Durchführung einer Problemanalyse und die Erstellung eines Therapieplanes relevant sind.
- Darstellung von zehn Arbeitsmodulen, die Therapeuten dazu befähigen sollen, eigenständig und versiert Problemanalysen durchzuführen und Therapiepläne zu erstellen.
- Veranschaulichung des Vorgehens mithilfe von Fallbeispielen und hilfreichen Therapiematerialien.

1 Das Selbstverständnis der Verhaltenstherapie

1.1 Definition von Verhaltenstherapie

Psychotherapie wird auf 3 Ebenen definiert: Verfahren Methode Technik

Psychotherapie wird durch das Psychotherapeutengesetz auf den Ebenen „Verfahren“, „Methode“ und „Technik“ definiert (Methodenpapier des Wissenschaftlicher Beirates Psychotherapie – WBP, 2014). Mit Verfahren ist gemäß Schweiger (2014) ähnlich wie beim Begriff der Theorie ein System oder konzeptuelles Modell gemeint, das „praktischen Nutzen haben und nicht komplexer als erforderlich sein“ sollte (Schweiger, 2014, S. 289; z. B. Psychoanalytische Psychotherapie, Tiefenpsychologisch fundierte Psychotherapie, Gesprächspsychotherapie, Verhaltenstherapie). „Eine Theorie der Entstehung und Therapie von Störungen sollte in sich konsistent sein, Erklärungswert haben und es ermöglichen, Hypothesen zu generieren, die empirisch überprüfbar sind“ (Schweiger, 2014, S. 289). Psychotherapie-Methoden erfüllen ebenfalls diese Voraussetzungen, sind allerdings auf eine bestimmte Störung bzw. Gruppe von Störungen begrenzt (z. B. Neuropsychologie oder EMDR). Psychotherapie-Techniken sind konkrete Vorgehensweisen, „mit deren Hilfe die angestrebten Ziele im Rahmen der Anwendung von psychotherapeutischen Methoden und Verfahren erreicht werden sollen“ (Schweiger, 2014, S. 290; z. B. Übertragungsdeutung, Stimuluskontrolle, Rollenspieltechniken).

Das Psychotherapieverfahren „Verhaltenstherapie“ wird in der Fachliteratur durch Grundprinzipien wie Bezug zur empirischen Psychologie, Problem-, Ziel- und Handlungsorientierung, Transparenz, Ansatz an den Aufrechterhaltungsbedingungen der Störung, Alltagstransfer, Hilfe zur Selbsthilfe und in ständiger Weiterentwicklung befindlich charakterisiert (vgl. Margraf & Schneider, 2009). In Abgrenzung zu anderen Psychotherapieverfahren lässt Verhaltenstherapie sich gemäß Schweiger (2014) vorrangig durch die folgenden drei Merkmale definieren:

Merkmale von Verhaltenstherapie

1. Basierung auf Befunden empirischer Forschung und speziell Lerntheorien.
2. Erstellung von Verhaltensanalysen und plausiblen Störungsmodellen.
3. Einsatz von Fertigkeitentrainings und Aktivitätsplänen.

1.2 Psychotherapie als kontrollierte Praxis

Die genannten drei Kernmerkmale weisen darauf hin, dass Verhaltenstherapeuten sich zu einer kontrollierten Praxis verpflichten. Westmeyer (2009) ordnet diesem Konstrukt drei Aspekte zu:

Kontrollierte Praxis

1. *Heuristische Nutzung evidenzbasierter Wissensbestände aus der Psychotherapieforschung – Auf welche hier gebotenen Behandlungsempfehlungen oder evidenzbasierten Leitlinien greift der Therapeut in seinem Behandlungsplan zurück?*

   1. Heuristische Nutzung evidenzbasierter Wissensbestände

   Dieser Aspekt orientiert sich am deutlichsten am o. g. ersten Merkmal der Wissenschaftlichkeit. Therapeuten sollen hiernach ihre Behandlungspläne im Sinne einer heuristischen Nutzung wissenschaftlicher Befunde aus der Psychotherapieforschung und angrenzenden empirischer Wissenschaften (bspw. Medizin, Neurowissenschaften) zusammenstellen. Im einfachsten Fall kann sich die Behandlungskonzeption eng an Leitlinien und Manualen orientieren. Im Falle komplexer oder gemischter Störungen wären differenziell passende Methoden und Techniken auszuwählen.
2. *Diagnostik, Evaluation und Dokumentation des Behandlungsverlaufs – Welche klinischen Beurteilungen und/oder testdiagnostischen Evaluationsinstrumente werden eingesetzt, und wie wurde die Behandlungsplanung diesen Evaluationsergebnissen angepasst?*

   2. Planung, Evaluation und Dokumentation des Behandlungsverlaufs

   Um die Therapieplanung für die Erfordernisse eines Einzelfalls maßzuschneidern und sie im Sinne einer rekursiven Therapieplanung flexibel an den tatsächlichen Behandlungsverlauf anzupassen, ist parallel zum Einsatz testdiagnostischer Instrumente für eine verhaltensanalytische Fundierung zu sorgen. Dieser Aspekt kontrollierter Praxis verlangt eine explizite diagnostische Fundierung der Therapieplanung. Sowohl zu Beginn der Behandlung im Rahmen der Planungsphase als auch begleitend zum laufenden Therapieprozess werden regelmäßig Evaluationsdaten erhoben und bei der Wahl der Behandlungsschritte berücksichtigt. Die Methodenkonzeption wird demnach in jeder Phase der Behandlung also ganz spezifisch auf die individuellen Aufrechterhaltungsbedingungen zur Störung des jeweiligen Patienten bezogen. Gerade bei nicht oder gering standardisierten Behandlungsabläufen ist eine prozessbegleitende Diagnostik erforderlich und zu prüfen, ob die geplanten Interventionen konsistent zum Behandlungsplan realisiert wurden. Bei solchen atypischen Therapieabläufen ist Evaluation besonders wichtig, um die Wirksamkeit der vom Therapeuten gewählten interaktionellen und methodischen Vorgehensweisen fortlaufend zu überprüfen und im Sinne einer rekursiven Therapieplanung permanent den gegebenen Bedingungen anzupassen. Gerade dann, wenn im Therapieprozess unerwartete oder unvorhersehbare Ereignisse eintreten, werden Therapeuten flexible Indikationsentscheidungen abverlangt. Hier kann der Therapeut nicht mehr auf standardisierte Handlungsregeln in unveränderter Form zurückgreifen. Er braucht eine elaborierte Suchheuristik, mit der er aus seinem allgemeinen Behandlungswissen passende Methoden und Techniken auswählt. Außerdem profitieren erfahrene Praktiker in solchen Anforderungssituationen von ihrer subjektiven Wissens- und Erfahrungsstruktur.

3. Adhärenz als Übereinstimmung von intendierten und realisierten Behandlungsschritten

3. *Adhärenz als Grad der Übereinstimmung zwischen den vom Behandler intendierten Behandlungsschritten und deren tatsächlichen Umsetzung in der Therapie – Hat der Therapeut die von ihm intendierten und mit dem Patienten vereinbarten Behandlungsschritte auch tatsächlich realisiert?*

   Dieser Aspekt kontrollierter Praxis kennzeichnet am direktesten den tatsächlichen Arbeitsstil eines Therapeuten und lässt sich am ehesten dadurch sicherstellen, dass dieser sich regelmäßig einer fachkundigen verfahrensbezogenen Supervision unterzieht.

Beachte:

Kontrollierte Praxis bedeutet somit keinesfalls, dass Therapeuten einem deduktiven Modell der Erklärung und Vorhersage (Stegmüller, 1974) mit strikt universellen Gesetzen zu folgen haben. Psychotherapie entspricht vielmehr einem sehr komplexen Prozess, der sich gemäß Westmeyer (2009) nur probabilistisch vorhersagen lässt.

Allerdings formuliert das Prinzip der kontrollierten Praxis explizite Qualitätsansprüche an Behandler. Das erscheint auch deshalb berechtigt, da approbierte Psychotherapeuten gemäß ihrer Berufsordnung verpflichtet sind, die Qualität ihrer „Tätigkeit im Interesse der Gesundheit der Bevölkerung sicherzustellen“ (Muster-Berufsordnung der Bundespsychotherapeutenkammer, 2014, Präambel S. 4). Außerdem ist die Gewährleistung der Qualitätssicherung durch die psychotherapeutischen Leistungserbringer sozialrechtlich relevant, da sie Krankenbehandlungen zum Gutteil zulasten der Sozialversicherungen abrechnen.

Einerseits lässt sich konstatieren, dass in Deutschland spätestens seit dem Inkrafttreten des Psychotherapeutengesetzes ein vergleichsweise sehr hohes Ausbildungsniveau etabliert wurde. Andererseits dürften im klinischen Versorgungsalltag hinsichtlich des Adhärenzkriteriums Abweichungen zwischen Anspruch und Wirklichkeit bestehen. Neudeck und Einsle (2010, S. 247) weisen auf Studien hin, die zeigen, „dass Praktiker selten manualbasierte Expositionstherapien durchführen“, obwohl diese empirisch nachgewiesen zu den wirksamsten verhaltenstherapeutischen Standardmethoden bei der Behandlung bspw. von Ängsten und Zwängen gehören. Häufig weisen Therapeuten leitliniengemäß in ihren Antragsberichten auf geplante Expositionsinterventionen hin, ohne diese dann tatsächlich in den Behandlungen zu realisieren. Vermutlich würden sie befürchten, dass es bei Anwendung dieses anfordernden Vorgehens durch ihre Patienten zu Therapieabbrüchen käme. Als weitere Barriere wird ein mangelndes Training bezüglich Expositionstherapie angegeben.

Standardisierung vs. Neukonstruktion von Problemanalyse und Therapieplanung – von zwei scheinbar kontroversen Positionen zu einem verknüpften Ansatz

Ist also der Therapieplan für einen bestimmten Patienten als individuelle Neukonstruktion zu erstellen (vgl. Bruch, 2000; Caspar, 1996; Schulte, 1998; Wolpe, 1986)? Oder ist bei der Ableitung einer Fallkonzeption (ggf. unter Verzicht auf eine funktionale Verhaltensanalyse) – analog zu den in der Medizin verwendeten Leitlinien – direkt aus der klassifikatorischen Diagnosestellung ein standardisiertes therapeutisches Handeln abzuleiten? Hinsichtlich des Bezugs zu den empirischen Wissenschaften – und dabei traditionell vor allem zu den Lerntheorien – erfolgt in Lehrbüchern häufig ein historischer Hinweis auf Franks und Wilson (1978). Diese hatten die Verhaltenstherapie als explizit wissenschaftlich begründete psychologische Therapie bezeichnet.

2 Diagnostik in der Verhaltenstherapie

Psychologische und psychopathologische Diagnostik sind die Voraussetzung für jede Intervention. Ein verantwortungsvoller Kliniker und Psychotherapeut wird nach einer ersten Orientierung fünf diagnostische Bereiche erwägen und ggf. durchführen:

1. Somatische und medizinische Diagnostik: Abklärung körperlicher Faktoren.
2. Psychopathologische Diagnostik: Klassifikation nach ICD-System (WHO/Dilling et al., 2014).
3. Biografische Diagnostik: Anamnese, Abklärung von Lebensbedingungen, Verlauf.
4. Eigenschafts- und Statusdiagnostik: Abklärung von Persönlichkeit, Leistungsfähigkeit.
5. Problemanalyse und therapiebezogene Diagnostik: funktionale Bedingungen.

Zur Beantwortung dieser vielfältigen und vielschichtigen Fragen stehen zahlreiche, evaluierte und normierte diagnostische Tests, Selbst- und Fremdbeurteilungsinstrumente, Interviews, Verhaltensbeobachtungen, Selbstbeobachtungen („ambulatory assessment") und computergesteuerte Verfahren zur Verfügung.

Schulte (in Schulte & Kemmler, 1974) formulierte bereits Mitte der 70er-Jahre ausgehend von einer Kritik an der klassischen (kategorialen) Diagnostik ein Modell (vgl. hierzu Abbildung 2) für den Aufbau einer individuellen Problem- und Bedingungsanalyse. Die Problem- und Verhaltensanalyse ist im Gegensatz zu den anderen Diagnostikbereichen (vgl. Abbildung 1) eine therapieplanende und damit therapiebezogene Diagnostik. Die Analyse der funktionalen Zusammenhänge erlaubt zu entscheiden, wo eine Psychotherapie ansetzen muss und welche Bedingungen der Veränderung bedürfen. Vereinfacht hat dies bereits Kanfer in der ersten Auflage seiner „Selbstmanagement-Therapie" (1990) formuliert, indem er – unter maximaler Einbeziehung des Klienten – die Aufgabe der funktionalen Diagnostik darin sah

1. die zunächst vage von diesem benannten Beschwerden in konkrete Fragestellungen bzw. klar kommunizierbare Kategorien (ggf. im Sinne der psychiatrischen Klassifikationsschemata) zu transformieren,
2. systematisch im Kontext von dessen Problematik nach Bedingungsvariablen im Sinne von wiederkehrenden Mustern und Regelmäßigkeiten von Ereignisabläufen mit funktionalem Stellenwert zu suchen sowie

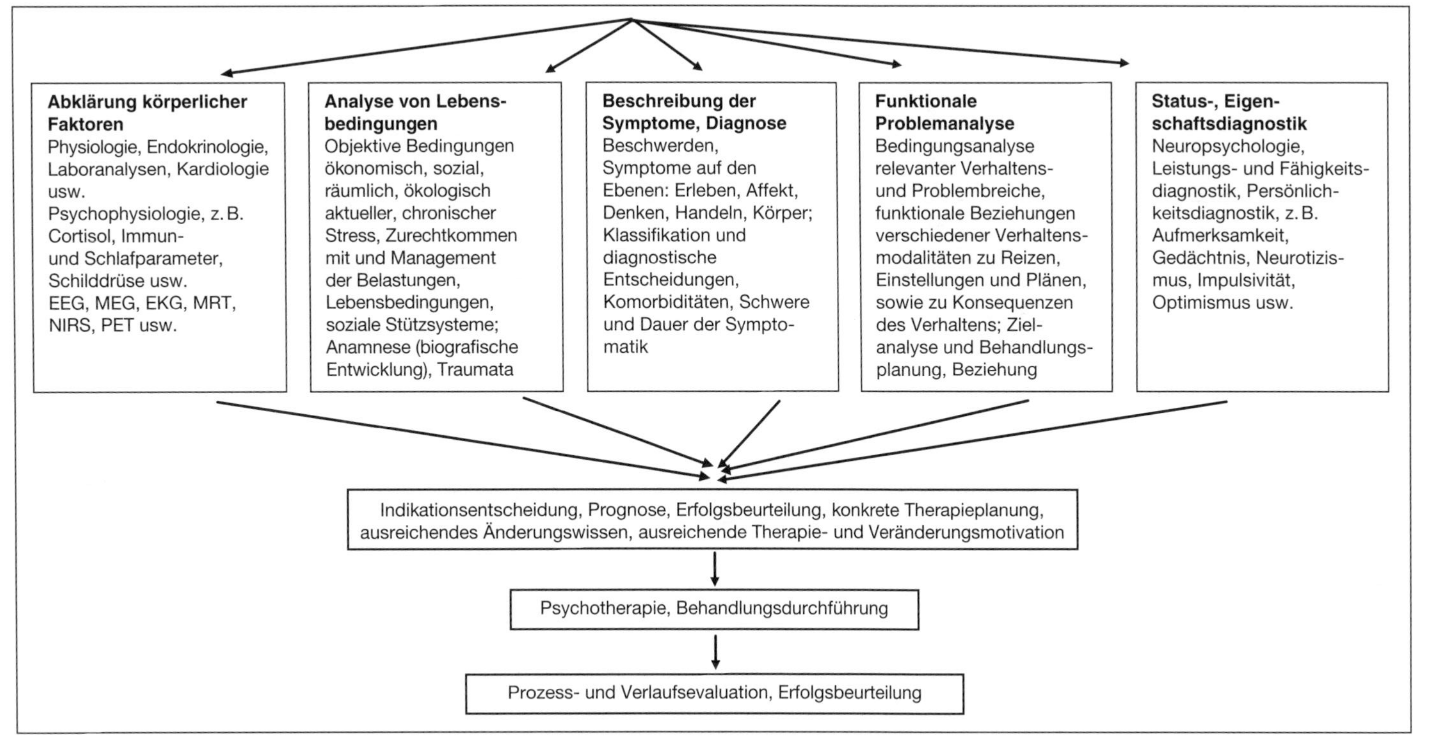

Abbildung 1: Voranalyse, allgemeine Orientierung, Planung der Informationserhebung (nach Hautzinger, 2001)

3. seine speziellen Fertigkeiten, Ressourcen und Defizite zu erfassen, die für die Auswahl von Therapiezielen und die Planung geeigneter Interventionsmaßnahmen relevant sind.

Schulte (1998) griff diese Thematik erneut auf, konnte nun jedoch darauf verweisen, dass aus der Psychotherapieforschung zunehmend störungsspezifische Behandlungsanleitungen zur Verfügung stehen, sodass der „Änderungsspeicher" in seinem ursprünglichen Modell (vgl. Abbildung 2) inzwischen gut gefüllt ist.

So legten damals beispielsweise Rief und Hiller (1992) zu somatoformen Störungen, Hautzinger und De Jong-Meyer (1994) zu Depression, Hand (1992) zu Zwangsstörungen, Margraf und Schneider (1990) zu Panik, Lindenmeyer (1990) zu Alkoholabhängigkeit, Hahlweg und Dose (1998) zu Schizophrenie störungsspezifische und manualisierte Verhaltenstherapiekonzepte vor. Mittlerweile liegen zu fast allen F-Diagnosen der ICD evidenzbasierte Manuale vor, die störungsbezogen systematische Zusammenstellungen von Methoden und Techniken anbieten (vgl. die seit 1998 erscheinende Buchreihe „Fortschritte der Psychotherapie"). Zeitweise wurde von prominenten Vertretern der Psychotherapieforschung sogar die Meinung vertreten, dass „durch die Standardisierung des therapeutischen Handelns und durch die Orientierung an diagnostischen Festlegungen (ICD oder DSM) eine individuelle Diagnostik nicht mehr notwendig" sei (Reinecker & Schweiger, 2009, S. 3).

Diagnosebezogene standardisierte Behandlungsprogramme

Die in den 1990er Jahren diskutierte Kontroverse, ob Verhaltenstherapeuten prinzipiell diagnosebezogene standardisierte Behandlungsprogramme nutzen sollten, oder ob Therapiepläne für jeden Einzelfall neu zu konstruieren sind (vgl. Bruch, 2000; Caspar, 1996; Schulte, 1998) hat sich mittlerweile zu einer dialektischen Sichtweise gewandelt. Hiernach sind standardisierte und manualisierte Therapieprogramme für definierte Patientengruppen optimal geeignet, bei denen die Kriterien für eine bestimmte Diagnose erfüllt sind. Für Patienten mit komplexen Störungen und schwierigen Interaktionsstilen haben Therapeuten dagegen eine individualisierte Strategie zu konstruieren und flexibel an den Therapieprozess anzupassen.

Individuelle Neukonstruktion des Therapieplans

Eine solche individualisierte verhaltenstherapeutische Konzeption sollte sich soweit wie möglich wissenschaftlich erforschter und bewährter Techniken und Methoden bedienen und ist während der laufenden Behandlung explizit an die individuellen Störungsbedingungen und Beziehungseigenarten des jeweiligen Patienten anzupassen.

Vor- und Nachteile standardisierter Behandlungsprogramme

Die Stärke manualisierter Therapieprogramme ist darin zu sehen, dass sie aufgrund ihrer Evidenzbasierung für eine definierte Patientengruppe optimal geeignet sind sowie umgrenzte und klar angeleitete Interventionen enthalten. Allerdings stoßen sie beispielsweise bei Patienten mit komorbiden Störungen und bei interaktionell komplizierten Behandlungsverläufen an ihre Grenzen.

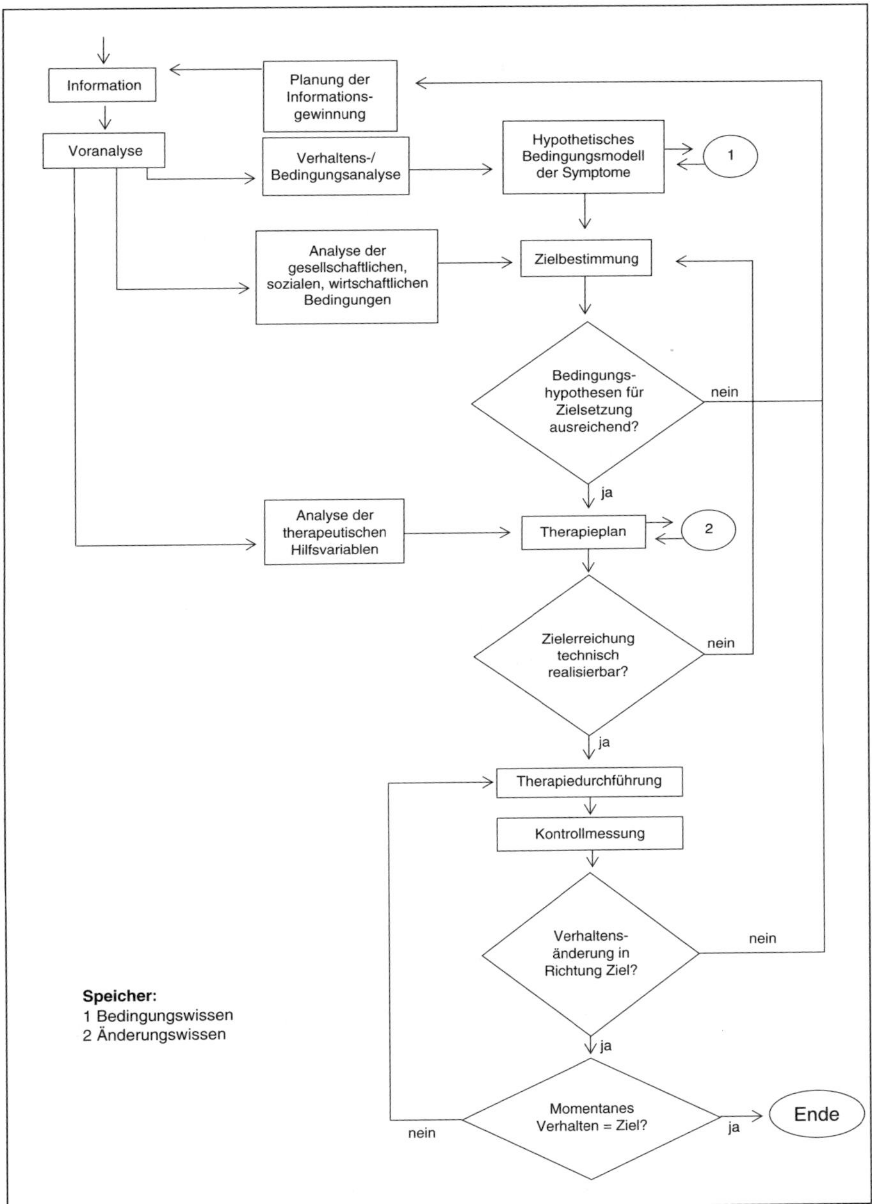

Abbildung 2: Der diagnostische Prozess nach Schulte (1974)

Vor- und Nachteile individualisierter Therapiepläne

Dagegen bieten individualisierte Therapiepläne den Vorteil, dass sie sich flexibel an die spezifischen Störungsbedingungen einzelner Patienten und unvorhergesehene Therapieverläufe anpassen lassen. Allerdings enthal-

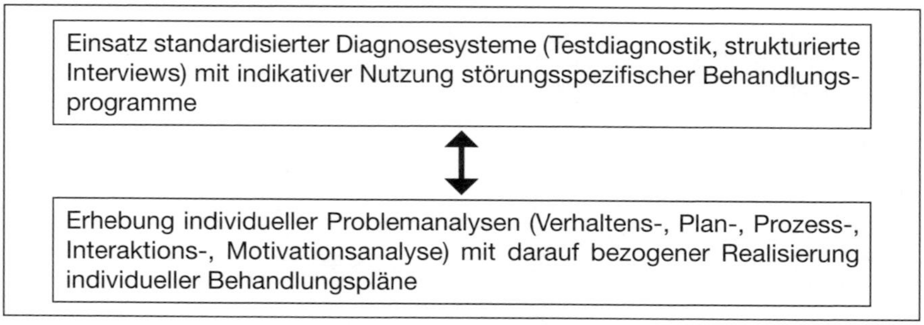

Einsatz standardisierter Diagnosesysteme (Testdiagnostik, strukturierte Interviews) mit indikativer Nutzung störungsspezifischer Behandlungsprogramme

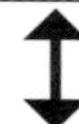

Erhebung individueller Problemanalysen (Verhaltens-, Plan-, Prozess-, Interaktions-, Motivationsanalyse) mit darauf bezogener Realisierung individueller Behandlungspläne

Abbildung 3: Problemanalyse und Therapieplanung – standardisiert und/oder individualisiert?

ten solche Neukonstruktionen häufig unzureichend operationalisierte Interventionsanleitungen und werden entsprechend unpräzise bzw. wenig adhärent eingesetzt. Nicht selten neigen Therapeuten, die sich mit ihrem Behandlungsplan wenig festlegen, zu einem überkomplexen und inkonsistenten Methodeneinsatz.

Der „goldene Weg" mit einer optimalen Nutzung diagnosebezogener standardisierter Therapieprogramme und einem maßvollen Einsatz neukonstruierter Behandlungsstrategien ist entsprechend für jeden Einzelfall zu finden. Beide Ansätze sind hierbei in der klinischen Praxis bei der Erarbeitung von Problemanalysen und Therapieplänen angemessen zu berücksichtigen (vgl. Abbildung 3).

Verknüpfung störungsbezogener Befunde mit verhaltensanalytischer Fundierung

Moderne Beispiele für die Verknüpfung störungsbezogener Befunde und verhaltensanalytischer Fundierung sind die Dialektisch-Behaviorale Therapie – DBT (Bohus & Wolf, 2009; Linehan, 1996), das Cognitive-Behavioral-Analysis-System – CBASP (Brakemeier & Normann, 2012; McCullough, 2006; Schramm, 2012) und die metakognitive Therapie – MCT (Wells, 2011). Diese Ansätze legen gute Wirksamkeitsnachweise aus der Psychotherapieforschung vor und verwenden das Instrument der Verhaltensanalyse sowohl zu diagnostischen wie auch therapeutischen Zwecken.

SOR(K)/C-Verhaltensgleichung nach Kanfer

Als Referenzsystem für eine individuelle Problemanalyse dient der modernen Verhaltenstherapie in erster Linie die klassische SORK/C-Verhaltensgleichung sensu Kanfer (Kanfer et al., 2011). Auf dieses Modell geht Kapitel 6 dieses Buches genauer ein. Weitere Verhaltensanalysemodelle wurden in einem Themenheft der Zeitschrift „Verhaltenstherapie & Verhaltensmedizin" zu „Modelle von Verhaltensanalyse" von Caspar, Bartling, Lieb, Sulz (Caspar, 2009; Bartling & Engberding, 2009; Lieb, 2009; Sulz, 2009) vorgelegt.

Bevor die Psychotherapieforschung diagnosebezogene Behandlungsleitlinien entwickelt hatte, leiteten Verhaltenstherapeuten ihre Therapiepläne aus der allgemeinen Lern- bzw. Verhaltenstheorie mit den respondenten, operanten und kognitiven Prinzipien und Mechanismen ab. Dabei vollzogen sie einen radikalen Wechsel von der klassischen (Status-) zur (funktionalen) Verhaltensdiagnostik.

Von der Klassischen Diagnostik zur Verhaltensdiagnostik

Klassische vs. Verhaltensdiagnostik (nach Reinecker & Gmelch, 2009)

„In der Klassischen (Persönlichkeits-)Diagnostik erfolgt ein Schluss vom beobachteten Verhalten in Situationen auf ein prinzipiell nicht beobachtbares Konstrukt (z. B. Persönlichkeitseigenschaft, „trait“), das als Ursache für das konkrete Verhalten angenommen wird. Auch in der Prognose von Verhalten bezieht man sich auf dieses Konstrukt. Die konkreten beobachtbaren Ereignisse werden in diesem Ansatz als Zeichen für ein zugrunde liegendes Konstrukt angesehen, deshalb wird dieses Vorgehen auch dem *Zeichenansatz* zugeordnet.

In der Verhaltensdiagnostik hingegen geht man hinsichtlich der theoretischen Vorannahmen sparsamer vor: Das konkrete Verhalten wird als Stichprobe des Kriteriumsverhaltens gesehen. Die Güte (Validität) des diagnostischen Vorgehens ergibt sich aus der Qualität (sprich: Repräsentativität) der Stichprobe. Für die Erklärung ebenso wie für die Prognose von Verhalten wird die bisherige Stichprobe des Verhaltens herangezogen. Konsequenterweise wird deshalb von einem *Stichprobenansatz* gesprochen. Während es in der Eigenschaftsdiagnostik im Wesentlichen um die Erfassung stabiler Persönlichkeitsmerkmale geht (die dann Verhalten erklären und vorhersagen sollen), sehen Verhaltenstherapeuten menschliches Verhalten in besonderer Weise durch die Situation determiniert“ (Reinecker & Gmelch, 2009, S. 7 f.).

Der ursprünglichen verhaltensanalytischen S-R-C-Kette wurden durch Kanfer und Saslow (1965) zwei weitere Variablen hinzugefügt:

a) O: als Moderatorvariable, die auch Aspekte wie Organismusbedingungen und Oberpläne der Person einbezieht und erklärbar macht, weshalb verschiedene Personen auf identische Stimulusbedingungen verschieden reagieren,
b) K: zur Angabe der Kontingenzverhältnisse der Verstärkungen (kontinuierliche, Quoten-, Intervall-, Ratenverstärkung), mit welcher Rate also Verstärker auf Reaktionen folgen und somit das gelernte Verhalten unterschiedlich stabil ausformen.

Symbolisiert durch ihre SORK/C-Verhaltensgleichung begründen sie damit den Selbstmanagementansatz (vgl. Kapitel 6).

3 Die Steuerung des diagnostisch-therapeutischen Prozesses

„Therapeutisches Multitasking“

Ubben (2015) verwendet für die komplizierte klinische Aufgabe von Therapeuten den Begriff „Therapeutisches Multitasking“. Behandler haben hiernach konsistent zu den Anwendungsregeln des von ihnen verwendeten Verfahrens in bestimmten Therapiesituationen und -phasen drei Teilaufgaben miteinander auszubalancieren:

1. den korrekten Einsatz indizierter Methoden und Techniken,
2. die versierte Steuerung des therapeutischen Beziehungsprozesses,
3. die souveräne Kontrolle eigener emotionaler und kognitiver Prozesse.

Dies bedeutet, dass kompetente Verhaltenstherapeuten sich dadurch auszeichnen,

- dass sie die im Einzelfall und in der aktuellen Therapiesituation indizierten Methoden und Techniken passend auswählen und kompetent anwenden,
- dass sie ihr therapeutisches Beziehungsverhalten komplementär zu den aktivierten Beziehungsbedürfnissen ihrer Patienten gestalten und diese dosiert mit deren interaktionellen Vermeidungsmustern konfrontieren,
- sowie im Therapieprozess achtsam die eigenen Gefühle, Gedanken und Handlungsimpulse wahrnehmen und angemessen regulieren.

Um diese therapeutischen Kompetenzen zu erlernen und sie in ihrer späteren Berufspraxis auszudifferenzieren, unterziehen sich Verhaltenstherapeuten neben dem Erwerb eines fundierten klinischen Theoriewissens systematisch verfahrensspezifischen Fertigkeitentrainings und absolvieren parallel zu ihrer Behandlungspraxis Supervision und Selbsterfahrung.

Duales Therapiemodell

Um den motivationalen und interaktionellen Aspekten des jeweiligen therapeutischen Kontextes Rechnung zu tragen, benötigt jedes Verfahren auch spezifische Regeln zur Gestaltung des interaktionellen therapeutischen Arbeitsprozesses. Schulte (1998, 2015) formuliert ein duales Therapiemodell, wonach erst dann gebotene Methodenstrategien wirksam werden können, wenn auf Patientenseite das erforderliche therapeutische Basisverhalten (z. B. Therapieanliegen, Hilfesuche, Mitarbeit, Alltagsumsetzung, Experimentierbereitschaft, Selbstöffnung) aktiviert ist.

Verfahrenstypische Interaktionsverhaltensweisen bestimmen, wie Verhaltenstherapeuten den therapeutischen Interaktionsprozess steuern und ihre Patienten motivational für eine hinreichende Einlassung und Kooperation einstimmen. Bei jedem der im Folgenden genannten verhaltenstherapeutischen Interaktionsmerkmale werden in dialektischer Weise versorgende und anfordernde Elemente einbezogen.

Diagnostisch-therapeutische Interaktionsmerkmale sind (aus Ubben, 2015):

Verhaltens-therapeutische Interaktions-merkmale: Aktive Empathie

- *Aktive Empathie.* Dieses Merkmal ist als grundlegende verhaltenstherapeutische Haltung gegenüber dem Patienten zu verstehen. Der Therapeut vermittelt diesem in aktiver Weise Anteilnahme, Wertschätzung, Verständnis. Er schreibt ihm im Sinne eines „wohlwollenden Hypothetisierens" persönliche Fähigkeiten und Möglichkeiten zu – also Ressourcen, deren Nutzung für einen erfolgreichen Therapieprozess erforderlich ist. Die Versorgung des Patienten durch diesen therapeutischen Optimismus ist rational begründet durch das evidenzbasierte Wissen der Psychotherapieforschung (vgl. Psychotherapie-Wirkfaktor „Ressourcenaktivierung"; Grawe, Donati & Bernauer, 1994). Gerade in der ersten Therapiephase empfiehlt sich eine ressourcenorientierte Vorgehensweise, um dem Patienten über eine Selbstwert stärkende und Orientierung bietende Ansprache einen Zugang zu Annäherungsmotiven zu bahnen. Außerdem profitiert selbstverständlich die therapeutische Arbeitsbeziehung davon, wenn der Patient seinen Therapeuten empathisch, optimistisch und sympathisch erlebt. Eine weitere Form der aktiven Empathie ist das Validieren von Gefühlen und Motiven des Patienten als akzeptanzbasierte Strategie. Hierbei vermittelt der Therapeut „der Patientin, dass ihre Reaktionen Sinn machen und in ihrer aktuellen Lebenssituation verstehbar sind" (Linehan, 1996, S. 164). Beim Validieren handelt es sich keinesfalls um eine bloße Therapietechnik, sondern vor allem um eine offene und annehmende therapeutische Grundhaltung (vgl. Glasenapp, 2013, S. 95).

Konfrontierendes/informierendes Rückmelden

- *Konfrontieren.* Hierbei handelt es sich um ein anforderndes Merkmal. Der Patient wird mit Handlungs- und Erlebnisaspekten konfrontiert, die er vorher habituell vermieden hat (Realisieren von Problemaktualisierung, z. B. durch Reiz- bzw. Reaktionsexposition, aber auch über konfrontierende Beziehungsrückmeldungen).
- *Informieren.* Dieses Beziehungsmerkmal hat ausdrücklich eine versorgende Funktion. Der Patient erhält Informationen, die ihm eine verbesserte Orientierung zu seiner Störung bieten (Edukation) oder für eine anstehende Intervention vorbereiten (kognitive Vorbereitung).

Instruierendes Anleiten

- *Anleiten.* Das Beziehungsmerkmal des instruierenden Anleitens bietet in seiner versorgenden Variante aktive Hilfen zur Problemlösung (z. B. Rollenspielanleitung zur Einübung sozial kompetenten Verhaltens, Anleitung zum systematischen Problemlöseablauf). In seiner anfordernden Form enthält es Übungsaufgaben zum Transfer der in den therapeutischen Sitzungen vermittelten Inhalte in den Alltag (z. B. begleitete Exposition, Hausaufgaben). Durch dieses gezielte Initiieren von Veränderungsprozessen kommt es im Sinne Grawes zur Destabilisierung von Störungsattraktoren.

Differenzielles Verstärken

- *Differenzielles Verstärken.* Das Merkmal bezeichnet die Aufgabe des Therapeuten, ein lernwirksames Konsequenzenmanagement durchzuführen.

Wenn Patienten ihr Zielverhalten realisieren, vermittelt der Therapeut kontingent dazu positive Konsequenzen (durch Lob, sachliche Erfolgsrückmeldungen, persönliche Zuwendung). Außerdem induziert er kontingent zum Problemverhalten des Patienten (selbstwertschonende) kritische und konfrontierende Konsequenzen. Er trägt so zu einer konstruktiven Verhaltensformung beim Patienten bei. Die therapeutische Beziehung ist auf diese Weise ein Lernfeld, in dem der Patient zum einen für sein neues konstruktives Verhalten verstärkt wird, in dem aber auch ein Differenzierungslernen ermöglicht wird. Der Einsatz solcher operanten Shaping-Prozesse wird im Therapieverlauf zunehmend an den Patienten übertragen. Im Rahmen seines Selbstmanagementerwerbs erlernt der Patient Selbstverstärkungskompetenzen.

4 Das Problemlöserational als verhaltenstherapeutische Grundorientierung

Problemlöserational:
– Problemanalyse
– Zielableitung
– Mittelwahl
– Realisierung
– Ergebnisbewertung

Zum Selbstverständnis der Verhaltenstherapie gehört traditionell das Problemlöserational (Bartling, Echelmeyer & Engberding, 2007; Engberding, 1996; D'Zurilla & Goldfried, 1971; Kanfer & Saslow, 1965). Das war in ihren frühen Jahren so, als für verhaltenstherapeutische Behandlungen noch ausschließlich auf allgemeine lerntheoretische Modelle und Paradigmen zurückgegriffen wurde. Das blieb auch so, als auf der Grundlage des zunehmenden Bestandes an wissenschaftlich-experimentell begründetem Störungs- und Behandlungswissens immer differenziertere Einzelfallkonzepte möglich wurden. Und das gilt auch für diagnosebezogene Behandlungsprogramme, die trotz ihres meist manualisierten Aufbaus in der Regel auch individuelle Problem- und Zielaspekte der Patienten einbeziehen. Die Reihenfolge *Problemanalyse – Zielableitung – Mittelwahl/Realisierung – Ergebnisbewertung* findet sich also sowohl in neukonstruierten Behandlungsplänen für einzelne Patienten wie auch in jedem störungsspezifischen Manual wieder. Diesem Rational folgt also grundsätzlich jede verhaltenstherapeutische Krankenbehandlung.

Das im Kasten vorgestellte Anleitungsschema zum Problemlösen nach Bartling und Mitarbeitern (Bartling et al., 2007; Wiedemann & Fischer, 2013) dient der Psychoedukation von Patienten und informiert sie über den Weg durch einen geordneten Problemlöseprozess.

Anleitung zum Problemlösen (in Anlehnung an Wiedemann & Fischer, 2013, S. 119)
Im Folgenden finden Sie eine Anleitung zum Problemlösen. Die Fragen sollen Ihnen dabei helfen, Ihr Problem systematisch und aktiv anzugehen. Notieren Sie bitte Ihre Antworten zu den einzelnen Problemlöse-Stufen auf einem Blatt Papier. Auch wenn Sie vielleicht beim ersten Mal Ihr Ziel noch nicht erreichen, versuchen Sie es einfach erneut. Jeder Versuch zählt. Loben Sie sich selbst für jeden Versuch, den Sie zur Lösung Ihres Problems unternommen haben.
1. Stufe: Orientierung
Akzeptieren Sie, dass Probleme im Leben etwas Normales sind. Lassen Sie sich von einem Problem nicht entmutigen. Achten Sie darauf, wann und in welchen Situationen Sie möglicherweise einem Problem aus dem

Weg gehen oder ein Problem ignorieren. Reagieren Sie nicht überstürzt auf ein Problem, bleiben Sie aber auch nicht untätig. Durch ein überlegtes und stufenweises Vorgehen erreichen Sie mehr Kontrolle über Ihr Problem und können besser eine Lösung finden.

2. Stufe: Situationsanalyse und Problembeschreibung

Verschaffen Sie sich Klarheit über Ihr Problem. Beschreiben Sie es möglichst genau anhand von Beispielen: Wo und wann ist das Problem entstanden, in welchen Situationen tritt es auf, welche Gedanken und Gefühle haben Sie in diesen Situationen? Nutzen Sie zur Problembeschreibung auch Informationen aus weiteren Quellen, z. B. aus einem Selbstbeobachtungsprotokoll. Welche Versuche zur Lösung Ihres Problems haben Sie bereits unternommen? Was war dabei hilfreich, was war weniger hilfreich? Welche Bedingungen (z. B. Umwelteinflüsse, andere Personen) erschweren eine Problemlösung? Oft ist es auch hilfreich, ein Problem in überschaubare Teilprobleme zu gliedern, um das Problem besser analysieren zu können.

3. Stufe: Zielanalyse

Legen Sie Ihre Ziele fest: Welche Ziele möchten Sie kurz- und langfristig erreichen? Hüten Sie sich vor einem „Alles-oder-Nichts"-Denken. Oft ist es sinnvoll, in kleinen Schritten voranzugehen: Prüfen Sie daher, ob sich Ihr Ziel in leichter erreichbare Teilziele unterteilen lässt. Überlegen Sie auch, ob der Aufwand für das Erreichen des Ziels in einem vernünftigen Verhältnis zum erwarteten Nutzen steht. Wie reagieren andere darauf, wenn Sie das Ziel erreicht haben? Falls Sie sich unschlüssig sind, welches Ziel Sie auswählen sollen: Prüfen Sie, welche Ziele in der nächsten Zeit wichtig sind und ordnen Sie jedem Ziel eine Zahl zwischen 0 (unwichtig) und 100 (sehr wichtig) zu. Beginnen Sie mit einem wichtigen Ziel, das Ihnen auch erreichbar erscheint.

4. Stufe: Suche nach Lösungsmöglichkeiten

Bei der Suche nach möglichen Lösungen sollten Sie Ihrer Fantasie freien Lauf lassen. Sammeln Sie möglichst viele verschiedene Lösungsmöglichkeiten ohne zu überlegen, ob sie für die Lösung Ihres Problems geeignet sind oder nicht. Falls es Ihnen schwerfällt, neue Ideen zu finden, können Sie sich auch überlegen, wie andere Menschen „Ihr" Problem lösen würden. Notieren Sie alle Ideen.

5. Stufe: Bewertung der einzelnen Lösungsmöglichkeiten und Entscheidung für eine Alternative

Bewerten Sie nun die einzelnen Lösungsmöglichkeiten. Verteilen Sie hierzu Plus- oder Minuszeichen (+ für eine erfolgsversprechende, – für eine wenig erfolgsversprechende Lösungsmöglichkeit). Sortieren Sie die wenig erfolgsversprechenden Möglichkeiten zur Lösung Ihres Problems aus. Entscheiden Sie sich für die Lösung, die aus Ihrer Sicht die größten Erfolgschancen hat. Vielleicht kommt auch eine Kombination von mehreren Möglichkeiten infrage. Prüfen Sie auch, welche Konsequenzen die einzelnen Lösungsmöglichkeiten haben. Wenn Sie eine Kombination aus mehreren Lösungsmöglichkeiten umsetzen möchten, dann legen Sie eine Reihenfolge fest, in der die einzelnen Möglichkeiten umgesetzt werden sollen.

6. Stufe: Erstellung eines detaillierten Handlungsplans

Erstellen Sie einen detaillierten Plan, wie Sie die in Stufe 5 ausgewählte Lösungsalternative im Alltag umsetzen können. Erstellen Sie einen Zeitplan, wann und wo Sie die Lösung testen möchten. In welcher Reihenfolge möchten Sie vorgehen? Benötigen Sie evtl. Unterstützung durch eine andere Person? Überlegen Sie sich, was Sie tun wollen, falls Schwierigkeiten auftreten. Wollen Sie dann z. B. eine andere Lösungsmöglichkeit einbauen oder abbrechen und sich ein neues Vorgehen überlegen?

7. Stufe: Den Handlungsplan umsetzen

Setzen Sie nun Ihren Handlungsplan in die Tat um. Machen Sie sich Notizen über Ihre Erfahrungen bei der Umsetzung der neuen Lösung. Die Notizen erleichtern es Ihnen, weitere Lösungswege zu planen. (Häufig zeigt sich, dass man sich an viele Einzelheiten bereits nach kurzer Zeit nicht mehr genau erinnern kann.)

8. Stufe: Erfolgskontrolle und evtl. Wiederholung einzelner Stufen

Im letzten Schritt prüfen Sie, ob sich das gewählte Vorgehen bewährt und zum Erfolg geführt hat. Kann das Problem nun als erledigt betrachtet werden? Falls Sie Ihr Ziel nicht erreicht haben, kehren Sie zu einer früheren Stufe zurück. Analysieren Sie die Gründe für einen Misserfolg möglichst genau. Überlegen Sie, welche Stufen Sie wiederholen sollten. Stimmt die Problembeschreibung noch? Möglicherweise genügt es, einen anderen Lösungsweg auszuwählen (Stufe 5) und einen neuen Handlungsplan zu erstellen. Lassen Sie sich von einem Rückschlag nicht entmutigen, bleiben Sie daran, die besten Lösungsmöglichkeiten finden Sie durch Ausprobieren heraus!

Moderne Verhaltenstherapie als Problemlösen mit evidenzbasierten Mitteln: Im folgenden Informationsblatt für Patienten (aus Ubben, 2015) wird diesen über den allgemeinen Problemlöseweg hinaus explizit der Einbezug von Diagnoseerhebung und störungsspezifischen Behandlungskonzepten angekündigt. Der Patient wird in diesem Text direkt von seinem Therapeuten angesprochen, der dabei auch seine eigene Rolle im therapeutischen Arbeitsprozess vorstellt.

Psychoedukation

Psychoedukation zur Verhaltenstherapie durch den Therapeuten (Ubben, 2015, S. 21–22)[1]

Verhaltenstherapie setzt zunächst direkt an den Problemen an, unter denen Sie aktuell leiden. Zu Beginn helfe ich Ihnen dabei, diese Probleme sorgfältig zu beschreiben und zu erklären. Bald kann ich dann auch die für Ihre Störung zutreffende Diagnose feststellen. Das hilft mir dabei, geeignete therapeutische Hilfsmittel zur Bewältigung Ihrer Probleme auszuwählen.

In den ersten fünf Sitzungen werden wir zu diesem Zwecke gemeinsam ein Modell zur Beschreibung und Erklärung Ihrer Störung entwickeln. Außerdem unterstütze ich Sie in dieser Anfangsphase dabei, Ihre Therapieziele noch weiter zu konkretisieren. Wichtig ist auch, dass wir im Verlauf dieser sogenannten „Probatorik" gemeinsam feststellen, ob wir persönlich gut zusammenarbeiten können. Wenn uns das gelingt, und wenn eine Verhaltenstherapie für Sie Erfolg versprechend ist, dann kann ich Sie dabei unterstützen, bei Ihrer Krankenkasse die weitere Kostenübernahme für die Behandlung zu beantragen. Nach deren Bewilligung würden wir die „Bearbeitungsphase" der Verhaltenstherapie beginnen.

In dieser Kernphase der Behandlung würde ich Sie darin anleiten und unterstützen, Ihre vorher formulierten Ziele aktiv zu erreichen. Dabei stütze ich mich auf Behandlungsempfehlungen aus der klinischen Forschung, die sich speziell für Ihre Störung anbieten. Diese erforschte und bewährte Vorgehensweise würden wir dann genau auf die individuellen Bedingungen Ihrer Störung abstimmen.

Wie schon für die probatorische Phase gilt dabei weiterhin als Grundregel: Damit Sie von der Behandlung wirklich profitieren, ist Ihre aktive Mitarbeit besonders wichtig! Das bedeutet, dass Sie während der Therapie in Ihrem Alltag bestimmte Aspekte Ihres Denkens und Handelns systematisch beobachten, neue Denk- und Verhaltensweisen erproben und von mir beim Erlernen hilfreicher Fertigkeiten unterstützt werden. Meine Aufgabe besteht darin, Ihnen auf Ihrem aktiven Problemlöseweg zu helfen. Sie erhalten dabei von mir Hilfestellungen, die einem für Sie jederzeit nachvollziehbaren roten Faden, dem Therapieplan, folgen. Zum Beispiel bereiten wir regelmäßig in unseren Sitzungen für Sie plausible und praktisch erreichbare Hausaufgaben vor. Dazu verabreden wir für die Zeit zwischen den Sitzungen, welche Beobachtungen, Experimente, Übungen Sie voranbringen können.

1 Aus: Ubben, Planungsleitfaden Verhaltenstherapie. © 2015 Programm PVU Psychologische Verlagsunion in der Verlagsgruppe Beltz · Weinheim Basel.

In der Regel treffen wir uns in dieser Zeit regelmäßig zu einem wöchentlichen Termin. Wir erörtern dabei sorgfältig Ihre Erfahrungen, die Sie in der Zwischenzeit mit Ihren Hausaufgaben gemacht haben und bereiten Ihre nächsten Schritte vor. Auf diesem Wege entwickelt sich eine aufwärts führende positive Lernspirale, die Sie immer besser in die Lage versetzt, Ihre Probleme zu verstehen und zu bewältigen. Es kann unter bestimmten Umständen aber auch sinnvoll sein, dass wir uns zu einzelnen Terminen außerhalb des Therapiezimmers treffen. Sie lernen dann dort, wo Sie direkt mit Ihren Problemen konfrontiert sind, sich ggf. mit meiner Hilfe direkt damit auseinanderzusetzen. Auf diese Weise gelingt es Ihnen, zunächst mit mehr, später mit immer weniger Anleitung und Unterstützung meinerseits Ihre Probleme eigenständig zu lösen.

Der letzte Behandlungsabschnitt würde Sie dann ausdrücklich in ein solches „Selbstmanagement" begleiten. Ich werde dann als Problemlösehelfer entbehrlich geworden sein, und Sie haben für spätere Aufgaben- und Problemstellungen hinreichend – wie man es in der Verhaltenstherapie nennt – „Selbstmanagement-Kompetenz" erworben.

Problemanalyse und Therapieplanung als verknüpfte Anwendung von klassifikatorisch-standardisierten und individualisiert-neukonstruierten Ansätzen

In der modernen Verhaltenstherapie werden bei der Problemanalyse und Therapieplanung sowohl klassifikatorisch-standardisierte als auch individualisiert-neukonstruierte Ansätze berücksichtigt.

Die *Problem- und Zielorientierung* der Verhaltenstherapie stellt für jeden Patienten sicher,

- dass sowohl eine zutreffende Diagnoseklassifizierung festgestellt als auch ein verhaltensanalytisches Störungsmodell erarbeitet wird,
- dass diagnosebezogen aus der entsprechenden Störungstheorie Therapieziele entnommen als auch konsistent zu den Ergebnissen der Verhaltensanalyse individuelle Zielalternativen abgeleitet werden.

Zur *Planung des therapeutischen Vorgehens* wählt der Therapeut für den Patienten

- soweit wie möglich passende evidenzbasierte Leitlinien und Manuale aus und
- sorgt soweit wie nötig für eine Neukonstruktion der Behandlungskonzeption.

Zur *Evaluation der realisierten Interventionsschritte* und ggf. rekursiven Therapieplanung

- erhebt der Therapeut testdiagnostische (Zwischen- und Abschluss-) Befunde und
- erfasst über seine fortlaufende klinische Beobachtung Qualität und Ausprägung von Zielerreichung oder auftretender Komplikationen im Behandlungsverlauf.

5 Indikationsfragen in der Psychotherapie

Wenn Menschen, die unter Problemen ihres Erlebens und Verhaltens leiden, sich an professionelle Helfer beziehungsweise psychosoziale Hilfseinrichtungen wenden, dann haben diese eine Reihe von Entscheidungen zu treffen.

5.1 Allgemeine Psychotherapieindikation

Allgemeine PT-Indikation

Ist bei dieser Person mit diesem Problemanliegen eine Psychotherapie angezeigt? Als erste Frage ist zu beantworten, ob die Hilfe suchende Person überhaupt professionellen Beistand benötigt. Möglicherweise verfügt sie über hinreichend Selbsthilfemöglichkeiten, um eigenverantwortlich und selbstständig die eigenen Probleme zu lösen, und ist dazu auch in der Lage, hierfür ihre natürlichen sozialen Systeme wie Familie, Partnerschaft und Freundeskreis zu nutzen. Jede Gesellschaft hat eigene Standards dazu, inwieweit sie ihren Mitgliedern abverlangt, dass diese ihre Lebensaufgaben und speziell die eigenen psychischen Probleme selbstständig lösen. Ebenso gibt es eine mehr oder weniger klar definierte Schwelle, ab wann psychosoziale Hilfesysteme genutzt werden sollten – und dabei speziell eine vergleichsweise kostenaufwendige Psychotherapie zur Verfügung gestellt wird. Welche Standards hierzu gelten, hängt natürlich auch wesentlich davon ab, inwieweit entsprechende Institutionen und professionelle Helfer zur Verfügung stehen und ob deren Leistungen auch durch staatliche Einrichtungen, Sozialversicherungen und Krankenkassen finanziert werden.

Für beantragte Behandlungen im Rahmen der Psychotherapie-Richtlinien dient ein umgrenzter Indikationskatalog. Hiernach ist eine psychotherapeutische Krankenbehandlung keinesfalls die einzige Option „beim Vorliegen von psychischen oder psychisch mitverursachten Erkrankungen" (Faber-Haarstrick, 2014, S. 32). Außerhalb der Psychotherapie-Richtlinien stehen ebenfalls „die Psychosomatische Grundversorgung und die einschlägigen Leistungen aus den EBM-Kapiteln *Psychiatrie und Psychotherapie sowie Psychosomatische Medizin und Psychotherapie*" (Kassenärztliche Bundesvereinigung, 2017) als niederschwellige Maßnahmen zur Verfügung.

Krankheitswertigkeit

Krankheitswertigkeit. Wendet sich eine Hilfe suchende Person an eine psychosoziale Einrichtung oder an niedergelassene Therapeuten und gehen die professionellen Helfer nach einer sorgfältigen Problemexploration von deren Hilfebedürftigkeit aus, dann stellen sich diesen konkrete Allokationsfragen: Reichen hier niederschwellige Hilfestellungen (z. B. Maßnahmen der psychosomatischen Grundversorgung oder Nutzung einer Beratungsstelle oder Selbsthilfegruppe)? Oder liegt bei der Person eine krankheitswertige und behandlungsbedürftige Störung vor, für die eine psychotherapeutische Krankenbehandlung geboten ist?

Auch hinsichtlich der Definition, was als krankheitswertige Störung anzusehen ist, gibt es unterschiedliche Bewertungsmöglichkeiten und Standards. Fachpsychotherapeuten im deutschen Gesundheitswesen orientieren sich bei ihren Diagnosestellungen in erster Linie an den Klassifikationssystemen des DSM (American Psychiatric Association/Falkai et al., 2015) und der ICD (World Health Organization/Dilling et al., 2014; Busse, 2012). Erfüllt eine Person hinsichtlich ihrer Beschwerden die Kriterien einer bestimmten Diagnoseklasse, dann wird davon ausgegangen, dass bei dieser eine krankheitswertige und behandlungsbedürftige Störung vorliegt. Allerdings beanstanden Kritiker der revidierten Fassung des DSM, dass mit der Neufassung dieses Klassifikationssystems (DSM-5) für eine Reihe von Störungen die diagnostischen Schwellen erheblich gesenkt wurden. Sie befürchten, dass auf diese Weise vielen Personen krankheitswertige Störungen zugeschrieben werden, die eher unter lediglich passageren Befindlichkeitsproblemen leiden oder eigentlich über genügend eigene Ressourcen verfügen, um auch außerhalb der öffentlichen Versorgungssysteme ihre Probleme eigenverantwortlich bewältigen zu können.

Gesundheitspolitiker und Krankenkassenfunktionäre sehen die Gefahr, dass durch eine allzu häufige Nutzung von ambulanter und stationärer Psychotherapie eine unmäßige Ausweitung kostenintensiver Leistungen der Sozialversicherungen zustande kommt. Auf der anderen Seite wird, gerade auch von Seiten der Berufsverbände der Psychotherapeuten, argumentiert, dass der Gesellschaft durch den frühen Einsatz von geeigneten professionellen Maßnahmen in erheblichem Maße spätere Kosten erspart werden. Durch die gezielte Vermittlung von Behandlungsmöglichkeiten unterschiedlicher Intensität ließen sich bei bedürftigen Menschen häufiger Chronifizierungen mit langandauernder Arbeits- und Erwerbsunfähigkeit sowie Berentung vermeiden. Ambitionierte Vorschläge zum Umgang mit solchen Aufgaben im Gesundheitssystem werden beispielsweise durch Modelle der gestuften Versorgung (Stepped-care-Ansatz; Härter, Heddaeus, Steinmann et al., 2015) formuliert. Ergebnisse einer Pilotstudie in Hamburg (psychenet – Hamburger Netz psychische Gesundheit) sowie eines Modellversuchs in den Niederlanden (van Straten et al., 2015) weisen darauf hin, dass durch eine effektive Vernetzung verschiedener psychosozialer Hilfssysteme Patienten in einer frühen Phase ihrer Störungen wirksame professionelle Hilfestellungen zur Verfügung gestellt werden können (z. B. über Präventionsmaßnahmen, Nutzung von Beratungsstellen oder Einrichtungen für umgrenzte Kurzinterventionen). In einem solchen

Kontext beanspruchen Hilfe suchenden Menschen nicht mehr automatisch aufwendigere und kostenintensivere Versorgungssysteme.

Durch Clearingstellen sollen fachlich begründete Allokationsmaßnahmen gebahnt werden, und ambulante oder stationäre Psychotherapien würden auf Patienten mit umgrenzten krankheitswertigen Störungen beschränkt werden. Für diesen Personenkreis ließen sich durch entsprechende professionelle Weichenstellungen auch frühzeitig Indikationsentscheidungen treffen, sodass Patienten im Bedarfsfall zeitnah an Psychotherapien angebunden werden können. Bisher dauert es in unserem Gesundheitswesen durchschnittlich sieben Jahre, bis Hilfsbedürftige eine notwendige psychotherapeutische Krankenbehandlung erhalten. Außerdem erreichen bisher wirksame Psychotherapien in der Regel nur einen Bruchteil der behandlungsbedürftigen Personen, da ihnen vorher kein Zugang zu entsprechenden Versorgungseinrichtungen vermittelt wurde. Die 2017 in Kraft tretende Psychotherapie-Richtlinie führt in die psychotherapeutische Versorgung die psychotherapeutische Sprechstunde ein. In diesem Rahmen üben niedergelassene Psychotherapeuten eine Clearingaufgabe aus, nehmen bei Hilfe suchende Personen eine Indikationsprüfung vor und können diese (z. B. wenn subklinische Beschwerden festgestellt werden) an niederschwellige psychosoziale Hilfssysteme vermitteln.

Abbildung 4 beginnt entsprechend mit dem Schritt der allgemeinen Psychotherapieindikation. Ob bei einer Hilfe suchenden Person eine krankheitswertige und behandlungsbedürftige Störung vorliegt, lässt sich über die Expertise klinisch fachkundiger Personen beurteilen. Hierzu macht sich eine indikationskundige Person über ein Explorationsgespräch einen klinischen Eindruck zum potenziellen Patienten und prüft (ggf. mithilfe eines strukturierten klinischen Interviews oder standardisierter Tests), ob diese die Kriterien bestimmter Störungen gemäß DSM oder ICD erfüllt (Schmidt-Atzert & Amelang, 2012).

Hierbei sind die Komplikationen zu beachten, die sich ergeben können, wenn Kliniker in Einzelfällen beurteilen sollen, ob die diagnostische Schwelle für eine behandlungsbedürftige Störung überschritten ist. Vollmoeller (2004) erläutert anschaulich, welche Probleme bei Diagnostik und Therapie in Schwellenbereichen auftreten können. Er verweist auf verschiedene Fehlermöglichkeiten für diagnostizierende Fachleute und nennt als Beispiele sowohl das Sich-Täuschen oder auch das Sich-Täuschen-Lassen, verweist auf Einschätzungsfehler durch Antworttendenzen oder Aggravationsverhalten von Patienten, durch Simulation, Vorbei-Reden und Daneben-Handeln, Dissimulation und Aggravationsverhalten. Hinzu kommen Wahrnehmungsfehler auf Therapeutenseite wie Primacy-, Halo- und Rosenthal-Effekt.

Kooperationsfähigkeit

Kooperationsfähigkeit. Zeigen sich bereits zahlreiche Schwierigkeiten und Fehlermöglichkeiten, wenn bei Hilfe suchenden Personen beurteilt werden soll, ob deren vorgetragenen Beschwerden krankheitswertig und behandlungsbedürftig sind, so setzt sich die Aufzählung von möglichen

Allgemeine Psychotherapieindikation
Ist bei dieser Person mit diesem Problemanliegen eine Psychotherapie angezeigt?

Krankheitswertigkeit: Erfüllt die Hilfe suchende Person die Kriterien einer bestimmten Diagnose des F-Kapitels der ICD-10?
Kooperationsfähigkeit: Verfügt die Person über eine hinreichende Fähigkeit und Bereitwilligkeit zur therapeutischen Zusammenarbeit?
Kurierbarkeit: Ist bei dieser Person mit dieser Störung von einer hinreichend günstigen Prognose dafür auszugehen, dass sie mithilfe einer Psychotherapie einen kurativen Behandlungserfolg erzielen kann?

Verfahrensindikation
Welches Psychotherapieverfahren ist hier geboten?

Vorliebe: Wünscht der Patient ein bestimmtes Psychotherapieverfahren?
Vorerfahrung: Verfügt er aufgrund positiver Vorerfahrungen mit diesem Verfahren über therapeutisch nutzbare Ressourcen?
Verfügbarkeit: Steht für diesen Patienten ein regional erreichbares Behandlungsangebot in einem bestimmten Psychotherapieverfahren zur Verfügung?

Störungsindikation
Ist hier die Verwendung störungsspezifischer Behandlungskonzepte indiziert?

Begrenztheit der Störung: Lässt sich die vorliegende Störung des Patienten einer umgrenzten Diagnose zuordnen?
Bereitstehende Konzepte: Stellt die Therapieforschung zur diagnostizierten Störung des Patienten ein evidenzbasiertes Behandlungskonzept zur Verfügung?
Behandlerexpertise: Verfügt der Therapeut über die notwendige Expertise, um speziell diese Störung des Patienten zu behandeln?

Patientenspezifische Indikation
Inwieweit sollte die Behandlungskonzeption individuell konstruiert werden?

Spezifische Störungsbedingungen: Ist es bei diesem Patienten notwendig, ergänzend zu Standardkonzepten individuelle Ansatzpunkte für therapeutische Interventionen zu berücksichtigen (siehe Verhaltensanalyse)?
Signifikante Komorbidität: Steht aufgrund der Komplexität der Störung des Patienten für diesen kein standardisiertes Behandlungsprogramm zur Verfügung?
Stringenter Behandlungsplan: Ist es bei diesem komorbid erkrankten Patienten möglich, einen umgrenzten und evaluierbaren Behandlungsplan zu konzipieren?

Prozessadaptive Indikation
In welcher Weise lässt sich das therapeutische Vorgehen an den Therapieprozess anpassen?

Rekursives Vorgehen: Ist der Therapeut im Falle eines unerwarteten Behandlungsverlaufes mit diesem Patienten in der Lage, sein klinisches Verhalten flexibel an die Erfordernisse anzupassen?
Restrukturierung des Behandlungsplanes: Lässt sich auch nach unerwarteten Behandlungsverläufen eine konsistente und strukturierte Behandlungskonzeption wiederherstellen?
Respektvolle Einbeziehung des Patienten: Gelingt es im laufenden Behandlungsprozess, den Patienten konstruktiv in notwendige Indikationsentscheidungen mit einzubeziehen?

Abbildung 4: Indikationstypen

Komplikationen bei der Beurteilung ihrer Kooperationsfähigkeit fort. Im psychotherapeutischen Kontext fließen wesentlich die (nicht immer offen kommunizierten) Motive der Patienten ein. Die angestrebte Einnahme der

Patientenrolle ist gerade im Zusammenhang mit sozialmedizinischen Konstellationen mit handfesten äußeren und psychologischen Vor- oder Nachteilen für die jeweilige Person (finanziell, systemisch, selbstregulativ) verknüpft. Weiterhin sind prognostische Aspekte wie Umstellungsfähigkeit, psychosoziales Funktionsniveau, Mitarbeit und Anstrengungsbereitschaft, Selbstöffnung, Experimentierbereitschaft zu beurteilen.

Trotz vorliegender Krankheitswertigkeit der gegebenen Beschwerden können also viele Faktoren die Kooperationsfähigkeit bzw. Motivierbarkeit des Patienten einschränken. Ob eine kurative psychotherapeutische Krankenbehandlung für eine bestimmte Person als zweckmäßig und wirtschaftlich anzusehen ist, hängt wesentlich auch von solchen motivationalen Faktoren ab. Nun kann natürlich nicht pauschal beurteilt werden, ob ein Patient für eine Verhaltenstherapie motiviert ist oder nicht, also gewissermaßen eine solche Eigenschaft als Voraussetzung mitbringt. Vielmehr gehört es ausdrücklich zu den Therapeutenaufgaben, Patienten zum therapeutischen Basisverhalten zu motivieren und ihnen hinsichtlich bestimmter Therapieziele eine Volitionsstärkung zu ermöglichen (vgl. Miller & Rollnick, 2009; Schulte, 2015).

Kurierbarkeit

Kurierbarkeit. Und schließlich ist in jedem Einzelfall unabhängig von motivationalen Faktoren zu beurteilen, ob eine Remission der vorgetragenen Beschwerden oder Störungen mithilfe einer Psychotherapie erreichbar ist. Chronizität, Komordität sowie Komplexitätsgrad der Symptomatik stellen hier ebenso prognostisch einschränkende Faktoren dar wie objektive körperliche Bedingungen, die beispielsweise durch hirnorganische Erkrankungen oder sehr ausgeprägte Intelligenzeinschränkungen gegeben sein können. Weiterhin lassen sich äußere Belastungsbedingungen wie Arbeitslosigkeit, finanzielle Probleme oder negative Wohnbedingungen, die krankheitswertige Beschwerden bewirken können, nicht direkt psychotherapeutisch kurieren. Bestenfalls kann in einzelnen Fällen eine umgrenzte Behandlungsmaßnahme darauf abzielen, Patienten zu Therapiebeginn an eine Ziel- und Handlungsorientierung heranzuführen, aus der heraus sie dann im Sinne des verhaltenstherapeutischen Problemlöserationals auf ihre widrigen Lebensumstände wirksam Einfluss nehmen.

5.2 Verfahrensindikation

Verfahrensindikation

Welches Psychotherapieverfahren ist hier geboten? Durch das Psychotherapeutengesetz (§ 8, Abs. 3) wird Psychotherapie auf drei Ebenen definiert (Verfahren, Methoden und Techniken; vgl. Kapitel 1). Da jedes der wissenschaftlich anerkannten Verfahren das Gesamtspektrum psychischer Störungen abdeckt, lässt sich allein aus deren Gegenüberstellung dennoch keine eindeutige differenzielle Indikationsentscheidung ableiten. Im klinischen Alltag dürften aus pragmatischen Gründen häufiger die unten erläuterten Kriterien (Vorlieben und Vorerfahrung auf Patientenseite, Verfügbarkeit bestimmter Therapieangebote) die tatsächliche Wahl des Verfahrens für einen Hilfe suchenden Patienten leiten.

Zur Beantwortung der Frage, welches Psychotherapieverfahren als wirksam anzusehen sind, wird auch noch über zehn Jahre nach ihrer Veröffentlichung auf die klassische Metastudie von Klaus Grawe und Mitarbeitern (1994) verwiesen.

Verhaltenstherapie. Als Verfahren mit der besten experimentalpsychologischen Grundlage hat sie ihre Wirksamkeit für einen großen Geltungsbereich empirisch nachgewiesen. Die Befunde der empirischen Psychotherapieforschung sprechen zunächst vor allem dann für die Zuweisung von Patienten zur Verhaltenstherapie, wenn umgrenzte Störungen vorliegen. Mittlerweile liegen beispielsweise mit der Schematherapie (Jacob & Arntz, 2014) und der Dialektisch-Behavioralen Therapie (DBT; Bohus, 2002; Bohus & Wolf, 2009) auch für komplexe Störungen wie Persönlichkeitsstörungen, und hier speziell Borderline-Störungen, verhaltenstherapeutisch fundierte Konzepte mit guten Effektstärken vor.

Psychodynamische Verfahren. Ebenso ist die Wirksamkeit von psychodynamischen Psychotherapieverfahren empirisch gestützt (Shelder, 2011). Allerdings wird gerade bei der psychoanalytischen Psychotherapie aufgrund der meist höheren Sitzungszahl deren Wirtschaftlichkeit kritischer gesehen.

Die Effektstärken von *systemischer Therapie* und *Gesprächstherapie* wurden vom Wissenschaftlichen Beirat Psychotherapie (WBP) inzwischen ebenfalls für mehrere Anwendungsbereiche positiv bewertet, sodass sie als wissenschaftliche Verfahren neben Verhaltenstherapie, psychoanalytischer Psychotherapie und tiefenpsychologisch fundierter Psychotherapie anerkannt sind. Allerdings werden diese Therapieverfahren von den gesetzlichen Krankenkassen in Deutschland bisher sozialrechtlich nicht anerkannt, da sie den bisher anerkannten Verfahren nicht überlegen sind und die entsprechenden Fachverbände nicht für den kompletten psychotherapeutischen Indikationsbereich Wirksamkeitsnachweise vorlegen konnten.

Welches Psychotherapieverfahren ein Patient letztlich wählt bzw. welche Empfehlung er von den zuweisenden Stellen erhält und welchen Therapieplatz er letztlich konkret erhält, hängt im Einzelfall allerdings nicht unbedingt von den vorliegenden Ergebnissen der wissenschaftlichen Wirksamkeitsstudien ab. Die folgenden drei Merkmale dürften hier in der Regel maßgeblicher sein.

Verfahrensvorlieben des Patienten

Vorlieben. Sofern die Hilfe suchende Person aufgrund ihres Informationsstandes bzw. Bildungsgrades hinreichend differenziert unterscheiden kann zwischen verschiedenen Psychotherapieverfahren, wird sie sich auch von bestimmten persönlichen Vorlieben leiten lassen. Wer bspw. ausdrücklich wünscht, sich in der Therapie intensiv mit der eigenen Biografie zu befassen, um die eigenen Lebensprobleme verstehen zu können, wird sich – sofern er zwischen verschiedenen Verfahren unterscheiden kann – vorzugsweise für das hermeneutische Vorgehen der psychodynamischen Verfahren entscheiden. Wer primär an der direkten Bewältigung seiner aktuellen Beschwerden interessiert ist, für eine eigene aktive Mitarbeit und einen handlungsorientierten Alltagstransfer offen ist, dürfte das lösungsorientierte Vorgehen der Verhaltenstherapie bevorzugen. Wer auf vorwiegend erlebnisorientierte Weise die persönliche Weiterentwicklung stärken will bzw. therapeutische Hilfe für den Abbau emotionaler Blockaden bei der eigenen Lebensgestaltung wünscht, wird eine hohe Affinität für humanistische Verfahren mitbringen. Patienten ohne entsprechende Vorkenntnisse zu den verschiedenen Psychotherapieverfahren sind angewiesen auf sachkundige Indikationssteller, die ggf. unter Berücksichtigung solcher erkennbaren Vorlieben passende Allokationsempfehlungen aussprechen können.

Vorerfahrungen mit bestimmten Verfahren

Vorerfahrungen. Wesentlich gebahnt wird eine Verfahrenszuweisung natürlich dadurch, wenn die Hilfe suchend Person bereits konkrete Vorerfahrungen mit einem bestimmten Verfahren gemacht hat. Waren die positiv, gelang ihr beispielsweise in einer Vorbehandlung die Remission einer Störung und liegt gegenwärtig ein behandlungsbedürftiges Rezidiv vor, dann lässt sich diese Vorerfahrung ausdrücklich als persönliche Ressource bewerten und wäre als positiver Prognosefaktor für einen erneuten Behandlungserfolg zu bewerten.

Verfügbarkeit von Therapieangeboten

Verfügbarkeit. In welchem Verfahren den Hilfe suchenden Personen ein Therapieangebot gemacht werden kann, hängt natürlich auch davon ab, welche Ausrichtung die in der Region verfügbaren Therapeuten oder therapeutischen Einrichtungen haben. Je nachdem, ob der potenzielle Patient in der Stadt oder auf dem Lande lebt, wird er mehr oder weniger Wahlmöglichkeiten haben. Während in der allgemeinen medizinischen Versorgung bereits seit den 1980er Jahren Möglichkeiten der Telemedizin erprobt und weiterentwickelt wurden, werden für die Psychotherapie erst seit einigen Jahren internetgestützte Konzepte im Sinne von „Online-Psychotherapie“ angeboten. Diese Konzepte verfügen teilweise über gute Wirksamkeitsnachweise (vgl. Wagner, Horn & Maercker, 2014). Beispielsweise eröffnen Kommunikationsmöglichkeiten via Skype die Möglichkeit, dass Therapeut und Patient über größere räumliche Distanzen zusammenarbeiten. So können auch Patienten in versorgungsarmen Regionen therapeutische Leistungen in Anspruch nehmen. Die Verfügbarkeit psychotherapeutischer Leistungen ließe sich also auf die Weise auch für diese Klientel erweitern.

5.3 Störungsindikation

Störungsindikation

Ist hier die Verwendung störungsspezifischer Behandlungskonzepte geboten? Spätestens seit den 1990er Jahren hat sich die Psychotherapie, und hier in erster Linie die Verhaltenstherapie, von einer vorher eher allgemeinen Methodenausrichtung hin zu einer störungsspezifischen Orientierung entwickelt. Dietmar Schulte hatte bereits 1998 in seinem Standardwerk *Therapieplanung* darauf hingewiesen, dass die Psychotherapieforschung damals zunehmend über Befunde verfügte, um zu umgrenzten Störungen standardisierte Behandlungskonzepte zur Verfügung zu stellen. Entsprechend sei es geboten,

> wenn der Therapeut nicht (nur) auf allgemeines Bedingungs- und Änderungswissen zurückgreift, das die schulspezifischen Therapietheorien mehr oder minder für alle Störungen einheitlich bereitstellen, sondern auf störungsspezifisches Bedingungs- und Änderungswissen der empirisch-experimentellen Forschung (Wissen über die „typischen" Bedingungen der Störungen und gegebenenfalls über spezielle überprüfte Behandlungsprogramme). (Schulte, 1998, S. 92)

Im damaligen Bochumer Angsttherapieprojekt (Hartung, 1990) war für den Bereich der Angststörungen die Überlegenheit manualisierten bzw. standardisierten Vorgehens gegenüber einer individuellen Problemanalyse und Therapieplanung gezeigt worden. Allerdings dürfte in dieser Studie dieser Vorteil wesentlich dadurch zustande gekommen sein, dass in der Gruppe der Therapeuten, die sich an einer individuellen Behandlungskonzeption orientierten, häufig eine übergroße Menge von Methoden eingesetzt wurde und das Therapiesetting von ihnen zu flexibel bzw. inkonsistent gehandhabt wurde. Caspar (1996) hatte andererseits hervorgehoben, dass ein manualisiertes Vorgehen gerade dann nicht geboten ist, wenn auf Patientenseite eine Interaktionsstörung vorliegt. In solchen Kontexten ist von Therapeuten eine individuelle Beziehungsgestaltung bereitzustellen.

Routinierte und effizient arbeitende „Therapeuten wissen, bei welchen Problemkonstellationen sie von einem unspezifischen, intuitiven Vorgehen auf ein an manualisierten Regeln orientierten Vorgehen umschalten müssen und umgekehrt. Als allgemeine Orientierung für eine individualisierte Therapieplanung dient der Verhaltenstherapie „traditionell" das Problemlöserational (Bartling et al., 2007; D'Zurilla & Goldfried, 1971; Kanfer & Saslow, 1965) mit der Schrittfolge *Problemanalyse – Zielableitung – Mittelwahl – Realisierung – Ergebnisbewertung* (vgl. Kapitel 4) empfohlen.

Bereitstellung störungsspezifischer Konzepte

Bereitstellung. Inzwischen wurden für fast alle Störungen, die im F-Kapitel der ICD-10 klassifiziert sind, evidenzbasierte Konzepte und Manuale entwickelt sowie für die zentralen Störungsgruppen von der Deutschen Gesellschaft für Psychiatrie und Psychotherapie (DGPPN, 2016) Praxisleitlinien formuliert. Angesichts des vorliegenden wissenschaftlichen Änderungswissens ist approbierten Psychotherapeuten ausdrücklich abzuverlangen, dass sie ihren Patienten die entsprechende Expertise bereitstellen und nach sachkundiger Problemanalyse und Therapieplanung störungsspezifische Behandlungskonzepte anwenden können.

Liegt beim jeweiligen Patienten eine gesicherte Diagnose vor und ist von einer Krankheitswertigkeit der festgestellten Störung auszugehen, kann der angefragte Behandler bei diesem von der Notwendigkeit einer psychotherapeutischen Krankenbehandlung ausgehen. Stellt er ausgehend von der Diagnoseklassifikation und ergänzt durch ein verhaltensanalytisches Störungsmodell eine evidenzbasierte und hinreichend individualisierte Behandlungskonzeption bereit, dann kann auch die Zweckmäßigkeit der geplanten Verhaltenstherapie festgestellt werden. Und begrenzt er seine Planung soweit wie möglich auf solche Maßnahmen, für deren praktischen Nutzen von einer hinreichend günstigen Prognose auszugehen ist und diese nicht komplexer als erforderlich sind, dann ist auch das Kriterium der Wirtschaftlichkeit erfüllt.

Im Rahmen der Richtlinien-Psychotherapie werden die drei Kriterien der Notwendigkeit, Zweckmäßigkeit und Wirtschaftlichkeit im Einzelfall anhand eines Berichtes des Therapeuten durch von der Kassenärztlichen Bundesvereinigung bestellte Fachgutachter beurteilt, bevor der Krankenkasse bei deren befürwortender Stellungnahme die Kostenübernahme empfohlen werden kann. Es dürfte im Rahmen des deutschen Krankenkassenwesens als außerordentlicher Qualitätsnachweis anzusehen sein, dass psychotherapeutische Krankenbehandlungen erst dann bewilligt werden, wenn die behandelnden Psychotherapeuten entsprechend den oben genannten Kriterien für jeden Einzelfall in schriftlicher Form eine angemessene Problemanalyse und Behandlungskonzeption zur Begutachtung vorgelegt haben. Viele Therapeuten erleben sich jedoch durch dieses externe Prüfverfahren in ihrer Autonomie eingeschränkt und sehen ihre Expertise angezweifelt. Außerdem führt bisher die vergleichsweise geringe Bezahlung der Krankenkassen für das Erstellen von Berichten an den Gutachter bei den niedergelassenen Kollegen zu ständiger Verstimmung. Utilisieren Therapeuten jedoch die Vorgabe eines zu erstellenden Berichtes (der den Krankenkassen als vorgezogene Wirtschaftlichkeitsprüfung dient), dann können sie anhand des Berichtsschemas für ihre Patienten in schriftlicher Form eine elaborierte Fallkonzeption erstellen (Ubben, 2015).

Begrenztheit der Störung

Begrenztheit der Störung. Je umgrenzter die Symptomatik des Patienten ist und je mehr diese sich mit den Kriterien einer bestimmten klinisch erforschten Störung (und entsprechenden Diagnoseklassifikation) deckt, umso günstiger ist die Prognose dafür, dass mithilfe einer leitliniengemäßen diagnosebezogenen Behandlung deren Remission gelingt. Je komplexer jedoch die Symptomatik ist und je mehr die Symptomatik durch maladaptive Interaktionsstile der Patienten aufrechterhalten wird, umso weniger können die Therapeuten allein auf evidenzbasiertes methodisches Regelwissen zurückgreifen, das für die Behandlung bestimmter Störungen bereitsteht. Da die aus der Forschung bereitgestellten diagnosebezogenen

Behandlungskonzeptionen aus randomisierten und kontrollierten Studien stammen, können sie eben auch nur Aussagen über die jeweils beforschte Patientengruppe machen. Therapeuten greifen im Falle entsprechender komplexer Störungen und hoher Komorbidität ihrer Patienten auf allgemeine Behandlungsregeln zurück bzw. ziehen bei der Neukonstruktion ihrer Therapiekonzeption geeignete Methoden und Techniken (bzw. Module aus Behandlungsprogrammen) heran. Im Kontext der Verhaltenstherapie liegt in erster Linie nahe, den konzeptuellen Aufbau am Problemlöseansatz zu orientieren und bei der Konstruktion einer zielführenden Behandlungsstrategie auf Module aus störungsspezifischen Manualen zurückzugreifen.

Behandlungsexpertise des Therapeuten

Behandlerexpertise. Und nicht zuletzt kann eine Behandlung nur so gut sein wie der behandelnde Therapeut in der Lage ist, seinen Patienten eine eigene qualifizierte diagnostische, methodische und interaktionelle Kompetenz zur Verfügung zu stellen. Seit Inkrafttreten des Psychotherapeutengesetzes im Jahre 1999 wurden in der damit verknüpften Ausbildungs- und Prüfungsverordnung (Bundesministerium der Justiz und für Verbraucherschutz, 1998) verbindliche Qualitätsstandards formuliert, die für staatlich anerkannte Ausbildungsinstitute gelten und deren Einhaltung von staatlichen Behörden kontrolliert werden (derzeit i. d. R. durch Landesprüfungsämter – nach einer in den nächsten Jahren zu erwartenden Gesetzesnovellierung aller Voraussicht dann durch die Psychotherapeutenkammern). Auf diese Weise dürfte in signifikantem Maße gewährleistet sein, dass approbierte Psychotherapeuten über eine qualifizierte Fachausbildung verfügen. Außerdem sind sie berufsrechtlich zu fortlaufender Fortbildung verpflichtet, und den approbierten Psychotherapeuten werden von den Fach- und Berufsverbänden hierzu differenzierte Angebote zur Verfügung gestellt.

Aus Gutachtersicht ist eindeutig die große Mehrheit der niedergelassenen Psychotherapeuten in der Lage, elaborierte Fallkonzeptionen zu erstellen. Das zeigt sich deutlich in deren Berichten zu den Therapieanträgen ihrer Patienten an die Krankenkassen. Dennoch umfasst die in den Berichten von Therapeuten vorgestellten Problemanalysen und Therapieplanungen eine deutliche Qualitätsvarianz. Die Erhebung der notwendigen diagnostischen Befunde gelingt in der Regel routiniert und sicher. Eine schwierigere Aufgabe stellt für viele Therapeuten jedoch die Ableitung von konsistenten Therapieplänen dar, die sich sowohl explizit an evidenzbasierten Behandlungsprogrammen für die diagnostizierten Störungen orientieren als auch hinreichend (bezogen auf ein differenziertes verhaltensanalytisches Störungsmodell) individualisiert sind. Es wird den Klinikern in verschiedener Hinsicht ein hoher persönlicher Einsatz abverlangt: Zum einen haben sie mit großer Sorgfalt für jeden Patienten störungsspezifische Konzepte und verhaltensanalytisch begründete Neukonstruktionen zu elaborierten Behandlungskonzepten zu verknüpfen. (In den Kapiteln 8 bis 10 dieses Buches werden Diagnose- und Planungspfade vorgestellt, die Therapeuten hierfür einen roten Faden an die Hand geben.) Außerdem wird ihnen während ihres gesamten Berufslebens abverlangt, ihr Störungs- und Änderungswissen immer wieder dem Stand der sich ständig weiterentwickelnden Psychotherapieforschung anzupassen. Das bedeutet für professionell arbeitende Therapeuten, dass sie sich über lange Jahre ihres Berufslebens regelmäßig fortbilden und auch als routinierte Behandler Supervision in Anspruch nehmen.

5.4 Patientenspezifische Indikation

Patientenspezifische Indikation

Inwieweit sollte die Behandlungskonzeption individuell konstruiert werden? Selbstverständlich ist jedem Patienten ein therapeutisches Vorgehen zur Verfügung zu stellen, das spezifisch auf dessen Beschwerden ausgerichtet ist und an seinen persönlichen Ressourcen, also Bewältigungsmöglichkeiten, ansetzt. Um die Störungsattraktoren der bei ihm diagnostizierten Erkrankung gezielt zu deaktivieren, sind soweit wie möglich indikative Konzepte zu nutzen und soweit wie nötig individuelle Therapiepläne zu konstruieren.

Signifikante Komorbidität

Signifikante Komorbidität. Nachdem Therapeuten für einen bestimmten Patienten eine Problemanalyse und Diagnosezuordnung vorgenommen haben, steht ihnen keinesfalls immer gleich ein bereits verfügbares passgenaues Behandlungsprogramm zur Verfügung. Nicht selten leiden ihre Patienten unter einer komplexen Störung und weisen eine hohe Komorbidität auf, sodass nicht auf einzelne diagnosebezogene Manuale zurückgegriffen werden kann. Oder sie leiden unter gemischten Beschwerden, die insgesamt zwar erkennbar krankheitswertig sind, aber keiner klaren Störungsklasse zuzuordnen sind. Dann ist es für Therapeuten erforderlich, die Therapiekonzeption in erster Linie individuell für den jeweiligen Patienten zu konstruieren. Gemäß Bruch (2000) seien für „schwer gestörte Patienten mit komplexen Fallgeschichten" individuelle Fallformulierungen erforderlich. Verhaltenstherapeuten nutzen in solchen Fällen die weiter gefasste Suchheuristik des Problemlöserationals, bedienen sich des Repertoires bewährter Standardtechniken und ziehen differenziell Module aus verschiedenen Manualen hinzu. Bei solchen komplexen klinischen Problemstellungen ist es außerdem erforderlich, dass sie sich auf ihr eigenes klinisches Erfahrungswissen bzw. ihre Expertenintuition (vgl. Caspar, 1996) stützen. Die Befunde der Psychotherapieforschung weisen zwar deutlich darauf hin, dass diagnosespezifische Standardtherapieprogramme bei umgrenzten Störungen gegenüber individualisiert geplanten Therapien in ihren Effekten überlegen sind (Zarbock, 1996). Doch Kritiker wie Fiegenbaum (1986) und Lieb (1993) hatten früh darauf hingewiesen, dass diese empirischen Befunde sich nur auf den begrenzten Kontext beschränken, der von der jeweiligen Studie beforscht wurde.

Spezifizierung

Spezifizierung. Um für den Patienten eine solche individualisierte Behandlungsplanung konstruieren zu können, dient als diagnostisches Orientierungssystem in erster Linie die Verhaltensanalyse. Indem die Störung des

Patienten und deren Aufrechterhaltungsbedingungen durch die SORK/C-Verhaltensgleichung (Kanfer et al., 2011) strukturiert wird, lassen sich den dort spezifizierten Variablen konkrete Ansatzpunkte für die Behandlung ableiten (siehe Modul 8 in Kapitel 9).

Stringenter Behandlungsplan. In den Abbildungen 12 und 13 (Problemanalyse – Zielplanung – Therapieplanung) wird die Verschränkung von standardisierter und individualisierter Behandlungsplanung dargestellt. Ohne eine solche systematische und rational begründete Behandlungskonzeption geraten Therapieprozesse zu einem inkonsistenten Ad-hoc-Geschehen.

Stringenter Behandlungsplan

5.5 Prozessadaptive Indikation

In welcher Weise lässt sich das therapeutische Vorgehen an den Therapieprozess anpassen? Westmeyer (2009) nennt als ein Merkmal kontrollierter Praxis (vgl. Kapitel 1), dass begleitend zum gesamten Behandlungsprozess eine Ergebnisevaluation zu erfolgen hat.

Prozessadaptive Indikation

Rekursives Vorgehen. Wenn es im Behandlungsverlauf zu Entwicklungen kommt, die durch das gewählte Vorgehen nicht vorhergesagt wurden, müssen die therapeutischen Handlungsentscheidungen an die Erfordernisse des Therapieprozesses angepasst werden.

Rekursives Vorgehen

Restrukturierung des Behandlungsplans. Nun geht es nicht allein darum, in konkreten therapeutischen Arbeitssituationen flexible Handlungsentscheidungen zu treffen. Damit Therapeuten eine konsistente Steuerung des Therapieprozesses gelingt, benötigen sie einen expliziten Behandlungsplan als roten Faden. Aktuelle Prozessinformationen bzw. erhobene Evaluationsdaten sind hierbei fortlaufend in diesen einzuspeisen. Die Konzeption ist also kontinuierlich an die entsprechenden Gegebenheiten des Behandlungsverlaufs anzupassen. Während des Behandlungsprozesses verhindert ein klarer Bezug zu einem expliziten Therapieplan, dass es zu einem inkonsistenten Ad-hoc-Vorgehen kommt.

Restrukturierung des Behandlungsplans

Respektvolle Einbeziehung des Patienten. Auch wenn dieser Aspekt hier als letzter Punkt aufgeführt wird – jeder Behandlungsschritt ist nur dann realisierbar, wenn er sich der verfügbaren Ressourcen der Patienten bedienen kann. Und eine respektvolle Haltung ist eine ethische Grundvoraussetzung für die Ausübung des Psychotherapeutenberufs.

Respektvolle Einbeziehung des Patienten

6 Das verhaltensanalytische Denkmodell

6.1 Die Verhaltensgleichung nach Kanfer

Die S-O-R-K/C-Verhaltensgleichung sensu Kanfer und Saslow (1965; Reinecker, 2015) dient Verhaltenstherapeuten seit Mitte der 1970er Jahre als verhaltensanalytisches Referenzmodell. Dieses Modell impliziert sowohl die bekannten respondenten und operanten Lerngesetze als auch kognitive Selbstregulationsmechanismen und körperliche Organismusbedingungen. Mittlerweile wird die O-Variable vorwiegend als psychologische Prädispositionsvariable definiert und charakterisiert vor allem den Selbstregulationsstil der Person, aber auch die Reaktionsbereitschaften ihres Organismus. Die Verhaltensgleichung liest sich horizontal wie vertikal (vgl. Abbildungen 5 und 6).

Horizontale Verhaltensanalyse

Horizontal bildet die S-R-K/C-Achse das analysierte Verhalten R mit dessen vorausgehenden Stimulusbedingungen S und den nachfolgenden Konsequenzen C ab. Außerdem werden mit K die Kontingenzverhältnisse zwischen R und C bezeichnet (vgl. Abbildung 5). Vertikal werden die Verhaltensmuster der Person mit deren situationsübergreifenden Reaktionsbereitschaften verknüpft.

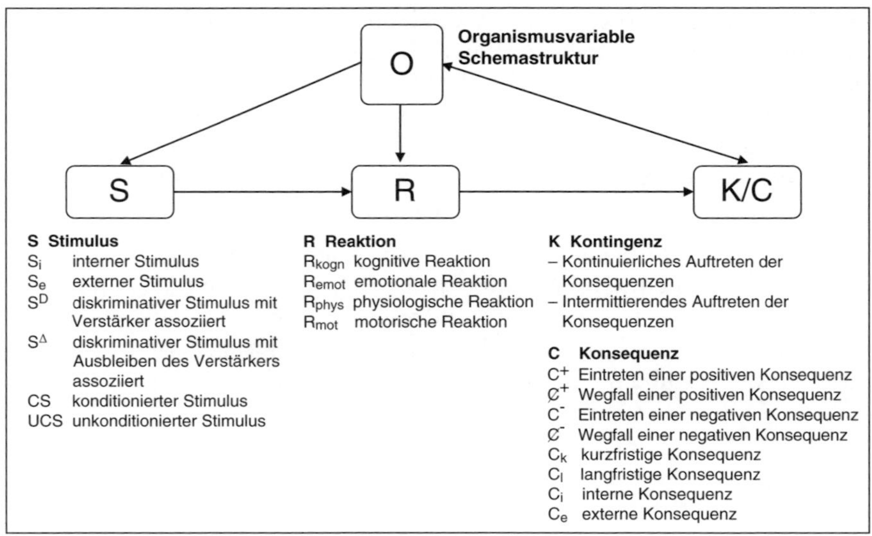

Abbildung 5: SORK/C-Verhaltensgleichung

1. *Deskriptive Verhaltensanalyse:* Hier wird die Symptomatik beschrieben als Reaktionen auf kognitiver, emotionaler, behavioraler und physiologischer Ebene und als Exzesse bzw. Defizite bezeichnet.
2. *Funktionale Verhaltensanalyse:* Anschließend wird aus lerntheoretischer Sicht geklärt, welche regelmäßig vorausgehenden und nachfolgenden Bedingungen das beschriebene Verhalten R aufrechterhalten, es also kontrollieren. Dabei kennzeichnet die S-Variable die regelmäßig vorausgehenden Stimuli bzw. Situationsbedingungen S (respondente Auslösereize sowie operante Hinweisreize). Die C-Variable symbolisiert die auf R folgenden lernwirksamen Konsequenzen (positive/negative Verstärkung, Strafe 1/Strafe 2). K als Kontingenzvariable charakterisiert die für den Aufbau und die Stabilisierung des Lernens relevanten Verstärkungspläne. Benannt wird hier, ob die Verstärkungen kontinuierlich auf R folgen (relevant für den Aufbau neuen Verhaltens), oder ob dies intermittierend geschieht (wirksam für die Stabilisierung gelernten Verhaltens).

Vertikal erfolgt die Verhaltensanalyse aus einer makroskopischen Sicht:

3. *Vertikale Verhaltensanalyse:* Biografisch wird rekonstruiert, wie signifikante situationale Erfahrungen (SRK/C) der Person „bottom-up" in die Schemastruktur der Person „eingewachsen" sind. Es werden Hypothesen dazu gebildet,
   - welche Reaktionsstile die Person charakterisieren (emotionaler Stil, kognitiver Stil, interaktioneller Stil, Problemlösestil),
   - welche Oberpläne (motivationale Schemata) situationsübergreifend deren Ziele und Handlungspläne ausrichten und
   - wie sie, gewissermaßen als „kristallisierte Lebenserfahrungen", Grundannahmen zu sich selbst, den anderen, dem Leben entwickelt hat.

Welches Verhalten eine Person zu einem bestimmten Zeitpunkt generiert, wird keinesfalls allein durch die dort konkret gegebenen Kontingenzbedingungen kontrolliert. Das Denken, Handeln und Fühlen (zusammen mit damit verknüpften physiologischen Reaktionsmustern) werden ebenfalls „top-down" durch deren Schemata moderiert. Die entsprechenden lebensgeschichtlich erworbenen Wahrnehmungs-, Reaktions- sowie Konsequenzenerwartungen der Person bilden deren Selbstregulationssystem. Sie beeinflussen wesentlich, welche subjektiven Bedeutungen bestimmte Situationen in deren Wahrnehmung haben, welche Reaktionsweisen sie in diesem Situationskontext einsetzt und wie sie die auf ihr Verhalten folgenden Konsequenzen bewertet. Verhalten lässt sich also in einen funktionalen Zusammenhang mit den Schemata der jeweiligen Person bringen.

Die Verhaltensanalyse erfüllt also mehrere Aufgaben: Sie beschreibt das relevante Verhaltensmuster auf den Reaktionsebenen, erarbeitet Hypothesen dazu, durch welche vorausgehenden und nachfolgenden Bedingungen das beschriebene Verhalten aufrechterhalten wird, und charakterisiert aus einer makroskopischen Perspektive das Selbstregulationssystem der Person (vgl. Abbildung 6).

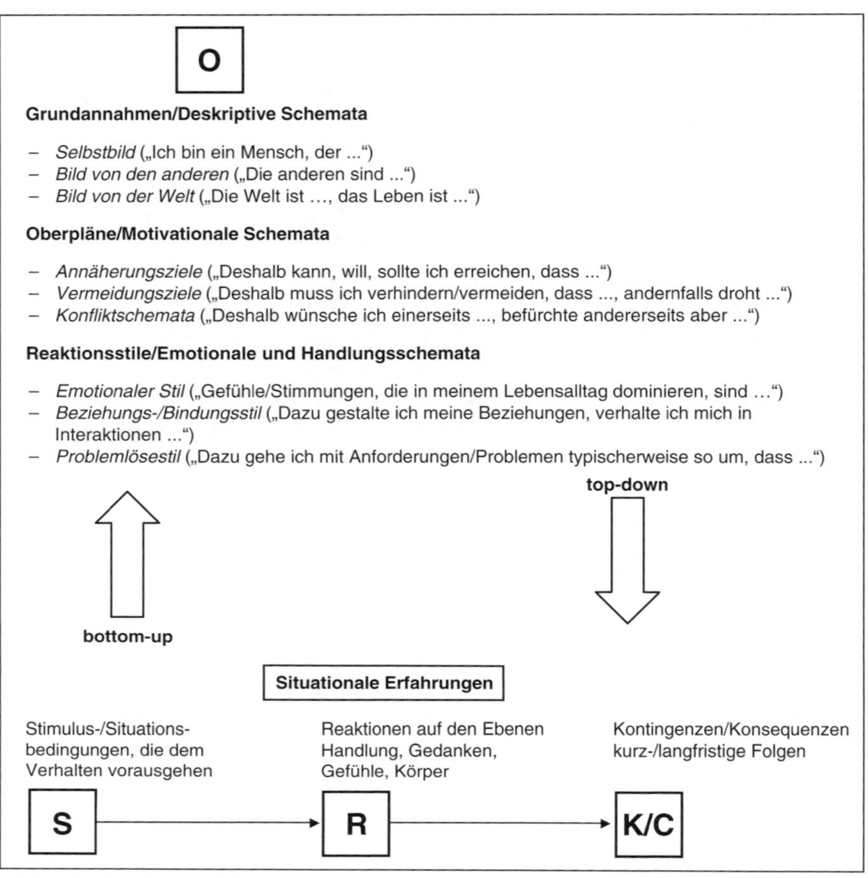

Abbildung 6: Hierarchische Organisation der Person

Die moderne Form der O-Variable könnte man gemäß Reinecker (2015, S. 35) „auch als moderne bzw. aus Sicht der Verhaltenstherapie vertretbare Fassung einer *Persönlichkeitsvariable* verstehen: Demnach sind sowohl somatische als auch kognitive Merkmale in Interaktion mit dem Verhalten der Person als Variablen anzusehen, die eine Erklärung für unterschiedliche Reaktionen von Personen auf ähnliche oder gleiche Situationen abgeben könnten".

Jeder Patient lässt sich auf der makroskopischen Ebene als Person mit bestimmten (lerngeschichtlich erworbenen) Reaktionsbereitschaften betrachten.

Grundannahmen

Grundannahmen (deskriptive Schemata) umfassen das Selbstbild der Person, deren Bild von den anderen, der Welt, dem Leben – geben also die Basiserwartungen des Patienten an.

Oberpläne

Oberpläne (motivationale Schemata) bezeichnen situationsübergreifende Ziele und Handlungskonzepte der Person. Therapeuten wollen ihre Patien-

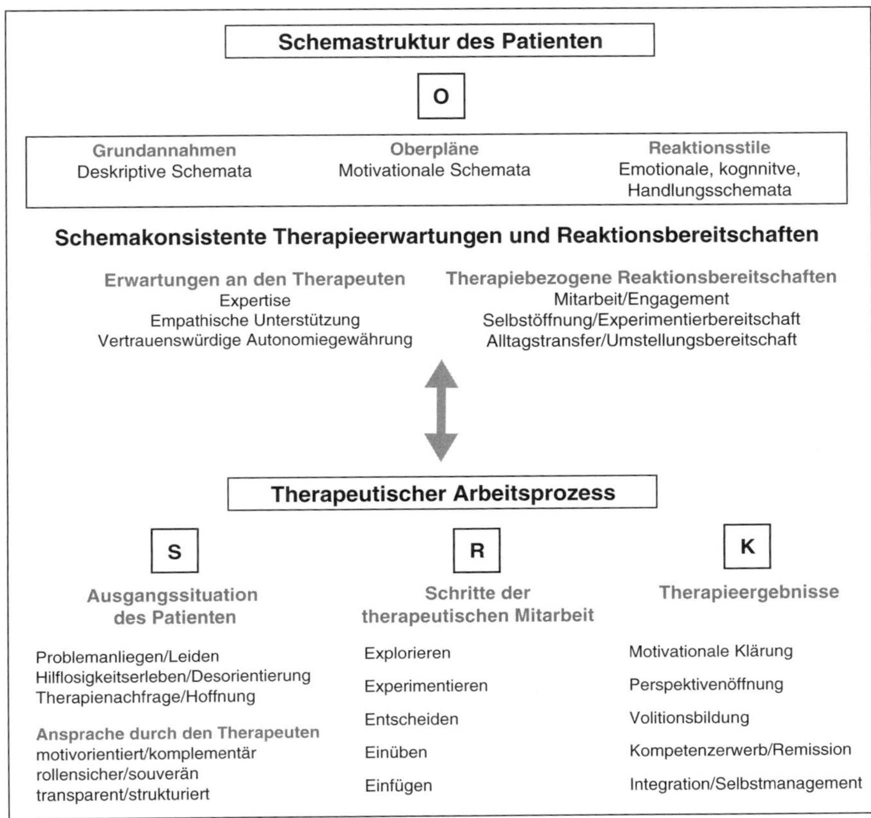

Abbildung 7: Der Verhaltenstherapieprozess als SORK-Modell

ten verstehen und ihr Denken, Erleben und Handeln in bestimmten Kontexten vorhersagen. Dazu benötigen sie einen Überblick über deren wichtigste Annäherungs- und Vermeidungsziele.

Reaktionsstile

Reaktionsstile (emotionale, kognitive, Handlungsschemata) charakterisieren habituelle Reaktionsmuster der Person, also deren emotionale und kognitive Schemata, deren Problemlöse- und Interaktionsstil.

6.2 Der Verhaltenstherapieprozess als SORK-Modell

Auch die Gliederung des gesamten Verhaltenstherapieprozesses kann sich an diesem Modell orientieren. Im Folgenden wird bei der Symbolisierung der Konsequenzenvariablen auf die Ausdifferenzierung in Kontingenzen und Konsequenzen verzichtet und (gemäß der deutschen Schreibweise) zusammenfassend der Buchstabe „K“ verwendet (vgl. Abbildung 7).

6.2.1 O: Schemakonsistente Therapieerwartungen und Reaktionsbereitschaften

Konsistent zu seiner Schemastruktur bringt jeder Patient bestimmte Reaktionsbereitschaften in den therapeutischen Kontext ein. Geht man von Personen einer repräsentativen Population aus, dann erwarten diese in der Regel von Therapeuten „Expertise, empathische Unterstützung und vertrauenswürdige Autonomiegewährung". Auf der Motivebene zeigen sie darauf bezogen grundsätzlich die Bereitschaft zu einem therapeutischen Basisverhalten im Sinne von „Mitarbeit und Engagement, Selbstöffnung und Experimentierbereitschaft sowie Alltagstransfer und Umstellungsbereitschaft".

Bei Patienten mit akzentuierten Persönlichkeitsstilen oder Persönlichkeitsstörungen liegen Erwartungen und Bereitschaften vor, die von solchen normalpsychologischen Mustern abweichen. Grund hierfür sind deren lebensgeschichtlich erworbenen emotionalen Vulnerabilitäten und ihre maladaptiven Beziehungs- und Bewältigungsstile. Therapeuten sollten sich also grundsätzlich an den Vorlieben und Empfindlichkeiten, Interaktionserwartungen und -bereitschaften ihrer Patienten orientieren. Nur dann können sie ggf. besondere Maßnahmen planen, um bei diesen das für einen konstruktiven therapeutischen Arbeitsprozess erforderliche Basisverhalten zu ermöglichen oder angemessen auf Störungen der therapeutischen Kommunikation zu antworten.

Deshalb benötigen Therapeuten zum einen entsprechende Orientierungen zu den von Patienten mitgebrachten Motivationslagen und Interaktionsschemata. Hierzu dient ihnen ihre klinische Beobachtung im direkten therapeutischen Kontakt (vgl. Modul 3 im Kapitel 9). Außerdem können auch orientierende Fragebögen wie das Persönlichkeitsstil- und Persönlichkeitsinventar (PSSI; Kuhl & Kazén, 2009), der Fragebogen zur Analyse motivationaler Schemata (FAMOS; Grosse Holtforth & Grawe, 2002), die Young'schen Schemafragebögen (Young, 2014) oder strukturierte klinische Interviews, z. B. das Strukturierte Klinische Interview für DSM-IV/Persönlichkeitsstörungen (SKID-II; Wittchen, Zaudig & Fydrich, 1997) genutzt werden.

6.2.2 S: Die Stimulusbedingungen zu Beginn des Therapieprozesses

Die Ausgangssituation des Patienten zu Beginn der Therapie wird durch dessen Problemanliegen bzw. Leidenssituation bestimmt. In der Regel zeigt er sich dem Therapeuten hilflos und hinsichtlich seiner Beschwerden meist desorientiert. Mit seiner Therapienachfrage verbindet er die Hoffnung nach Hilfe durch den Experten. Je nach Persönlichkeitsstil (siehe makroskopische Verhaltensanalyse) wird er dies gegenüber dem Therapeuten allerdings sehr unterschiedlich vortragen. Narzisstisch akzentuierte männliche Patienten, die Bedrohungen ihres Selbstwertgefühls überkompensierend bekämpfen, werden beispielsweise bei einer depressiven Störung eher über ihre aggressiv-gereizte Stimmung klagen, unter Erschöpfungsfolgen ihres exzessiven Leistungsverhaltens leiden oder zeigen sich empört darüber, dass andere ihnen selbstmitleidiges Auftreten vorwerfen (vgl. Gotland-Skala zur Einschätzung von Depressionen bei Männern; Müller-Leimkühler et al., 2009; Rutz, 2002). Patientinnen mit gleicher Diagnose, jedoch ängstlich-vermeidendem und dependentem Persönlichkeitsstil, werden in ihrer Depressivität eher das eigene Hilflosigkeitserleben vortragen sowie sich an die Person des Behandlers mit großen Hoffnungen und vielleicht in geradezu unterwürfiger Weise binden (Parker & Brotchie, 2010). Somit stellt sich die Ausgangssituation für den Therapeuten von Patient zu Patient sehr unterschiedlich dar.

Sachse (2013, 2014, 2016) hat mit seinem Konzept der doppelten Handlungsregulation Therapeuten wichtige Hinweise zur Gestaltung des therapeutischen Beziehungsprozesses an die Hand gegeben. In diesem Modell unterscheidet er zwischen einer Motiv- und einer Spielebene. Eine Person, die sich in Beziehungen offen auf der Motivebene äußert, zeigt ihren Kommunikationspartnern ihre gerade aktivierten Motive transparent und kommunikationsbereit. Wer dagegen infolge seiner negativen lebensgeschichtlichen Beziehungserfahrungen gewohnheitsmäßig vermeidet, die eigenen Beziehungsmotive in dieser vertrauensvollen Weise einzubringen, wird durch seine entsprechenden negativen Erwartungen geleitet. Er wird entsprechend die eigenen Beziehungsmotive eher intransparent und manipulativ einbringen. Diese manipulativen Strategien entsprechen interaktionellen Notlösungen der Person. Von ihren Sozialpartnern erwartet sie, dass diese sie für offen vorgetragene Beziehungswünsche bestrafen würden. Entsprechend versucht sie (meist in automatisierter und nicht bewusst geplanter Weise), die anderen mit indirekten und verdeckten Mitteln („Images und Appelle") zu bestimmtem Verhalten zu veranlassen bzw. dazu, andere (von der Person befürchteten) Verhaltensweisen zu unterlassen.

Die Ansprache des Patienten durch den Therapeuten sollte grundsätzlich die in Abbildung 7 benannten Merkmale enthalten. Allerdings bedeutet „motivkomplementär" von Patient zu Patient etwas anderes. Entsprechend haben Therapeuten von Beginn an die Aufgabe, sich auf die mitgebrachte (oft generalisierte) Motivlage ihrer Patienten einzustellen.

Beispiele:

- Patienten mit narzisstischer Persönlichkeitsakzentuierung oder -störung erwarten vom Therapeuten ein fundiertes Expertiseangebot, Empathie und wohlwollende Autonomiegewährung. Zudem bringen sie keinesfalls von vornherein die Bereitschaft zur Mitarbeit und Selbstöffnung mit. Vielmehr gehen sie mehr oder weniger bewusst von der Prämisse aus, nur dann zu einer bedingten Mitarbeit bereit zu sein, wenn sie sich vom Therapeuten in ihrer Großartigkeit anerkannt und bewundert sehen.

Gleichzeitig befürchten sie im Falle eigener Mittelmäßigkeit, Nichtbeachtung oder an sie gerichteter Kritik in extremer Weise unerträglichen Konsequenzen ausgesetzt zu sein wie Entwertung, Beschämung, Schutzlosigkeit.

- Patienten mit einer zwanghaften (anankastischen) Persönlichkeitsakzentuierung oder gar Persönlichkeitsstörung werden aufgrund ihrer misstrauisch-zweifelnden Grundhaltung keinesfalls dem Therapeuten einen Vertrauensvorschuss zugestehen und diesem wohlwollend gute Fähigkeiten zuschreiben. Sie werden aus ihrem hohen Kontrollbedürfnis heraus wenig Bereitschaft zu emotionaler Selbstöffnung mitbringen und anstelle einer angemessenen Umstellungsbereitschaft pedantisch die Einhaltung ihrer perfektionistischen Standards einfordern.

Therapeuten sollten auch deshalb ihre Aufmerksamkeit auf die interaktionellen Schemata ihrer Patienten richten, weil diese sich bereits in ihrer Beziehungsaufnahme zum Behandlungsbeginn und später im therapeutischen Arbeitsprozess konsistent zu ihren persönlichen Wahrnehmungs-, Denk- und Handlungsbereitschaften verhalten werden. Damit ihnen eine angemessene Ansprache gelingt, mit der sie ihren Patienten das für den therapeutischen Arbeitsprozess erforderliche Basisverhalten ermöglichen bzw. deren Beziehungstests bestehen, ist eine explizite Planung der therapeutischen Interaktion erforderlich. Persönlichkeitsgestörte Patienten prüfen im sozialen Kontakt intuitiv, ob ihr Gegenüber sich ebenso verhält, wie sie es automatisch (und keinesfalls bewusst) erwarten und vor allem aufgrund ihrer negativen Bindungserfahrungen befürchten. Therapeuten sind dann „Beziehungstests" ihrer Patienten ausgesetzt, und sie können diese bestehen oder nicht bestehen.

Beispiel:

So provozieren histrionische Patienten mit übertriebenem theatralischen Ausdruck beim Therapeuten, dass dieser sich zum Bestätigen ihrer Wichtigkeit genötigt sieht; entsprechend reagiert er in normalpsychologischer Weise spontan mit dem emotionalen Impuls, sich innerlich zu distanzieren und nur eingeschränkt Empathie aufzubringen, statt auf den Patienten herzlich und empathisch unterstützend zuzugehen. Trägt ein solcher Patient dramatisch das Image „Immer-Ich" vor, weist wort- und gestenreich auf erlittenes Unrecht hin und hebt hervor, wie sehr er sich vom Leben betrogen sehe, dann appelliert er indirekt an den Therapeuten, ihm unbedingt großen Raum zum Klagen zu bieten und fordert in großem Maße dessen persönliches Beipflichten ein.

Lässt sich der Therapeut hier von seinen spontanen Distanzierungsimpulsen leiten und zweifelt womöglich die Berichte des Patienten an, dann hat er dessen Beziehungstest nicht bestanden. Er hat sich dann ebenso verhalten, wie der Patient das durch frühere Bezugspersonen erleben musste. Nachdem dieser vielleicht eine Weile sein dramatisches Kommunikationsverhalten noch steigert, bricht er dann den Kontakt enttäuscht und vorwurfsvoll ab.

Erkennt der Therapeut die beim Patienten aktivierten (chronisch frustrierten) Beziehungsbedürfnisse (sensu Sachse, 2016, S. 69: Anerkennung, Wichtigkeit, Verlässlichkeit, Solidarität, Autonomie, Unverletzlichlichkeit der eigenen Grenzen), dann kann er im Sinne einer motivorientierten bzw. komplementären Beziehungsgestaltung diese gezielt versorgen und validieren. Im oben genannten Beispiel der histrionisch agierenden Patientin würde er deren enttäuschte Beziehungsbedürfnisse validieren („Ich verstehe: So wie sich da Ihr Chef Ihnen gegenüber verhalten hat und wie Sie sich in dieser Situation auch vor Ihren Kollegen geschämt haben, das muss Sie wirklich sehr verletzt haben").

Auch rollensicher-souveränes und transparent-strukturiertes Auftreten des Therapeuten ist bei Patienten mit problematischen Bindungsstilen (Ainsworth et al., 1978) besonders bedeutsam. Patienten mit ängstlich-ambivalentem oder desorganisiert-desorientiertem Bindungsstil sind im therapeutischen Kontext besonders darauf angewiesen, dass ihnen durch Therapeuten Schutz, Gelassenheit und Orientierung geboten wird. Generell dürfte es eine Stärke gut ausgebildeter und konzeptionell-konsistent arbeitender Verhaltenstherapeuten sein, ihre Patienten transparent und strukturiert anzusprechen und durch den Behandlungsprozess zu führen.

Eine solche Orientierung zu den Interaktionserwartungen ihrer Patienten stellen Therapeuten auf verschiedene Weise her. Modul 2 in Kapitel 9 zeigt verschiedene nutzbare Wege, mit denen sie sich frühzeitig ein Bild über die interaktionellen Erwartungen und Bereitschaften ihrer Patienten machen können. Testdiagnostisch bieten hier Instrumente wie das PSSI, der FAMOS oder auch die Young'schen Schemafragebögen Hilfestellungen (Roediger, 2011). Asendorpf (1997) stellt Kurzbeurteilungsskalen zur Verfügung, um Personen auf den Dimensionen „sicher-ängstlich" und „abhängig-unabhängig" einzuschätzen.

Für die interaktionelle Prozessplanung gebräuchlicher als Fragebogenergebnisse dürfte jedoch der klinische Eindruck des Therapeuten sein, den er im direkten Kontakt mit dem Patienten gewinnt. Hierfür werden in Kapitel 9.3 (Modul 3) Suchheuristiken vorgestellt, die Therapeuten benutzen können, um den therapeutischen Beziehungsprozess angemessen zu planen.

Hat sich der Therapeut also ein Bild von den Interaktionserwartungen und -bereitschaften seines Patienten sowie von dessen Therapieanliegen gemacht, dann kann er diesen in der konkreten therapeutischen Begegnung so ansprechen, dass er bereitwillig das für den therapeutischen Arbeitsprozess erforderliche Basisverhalten zur Verfügung stellt. Schulte (1998, S. 69) hatte hierzu ein duales Therapiemodell formuliert, das neben einer „Störungsanalyse für den Einsatz spezifischer Methoden eine Prozessanalyse für unspezifische (für alle Störungen und für alle Therapien gleichermaßen relevante) Maßnahmen der Beziehungsgestaltung und für die Entscheidung über Maßnahmen zur Motivationsförderung" vorsieht.

6.2.3 R: Die Schritte der therapeutischen Mitarbeit

Der therapeutische Arbeitsprozess orientiert sich in der Verhaltenstherapie traditionell an dem in Kapitel 4 ausführlich dargestellten Problemlösemodell und verwendet soweit wie möglich evidenzbasierte störungsbezogene Behandlungsempfehlungen bzw. -leitlinien. Dabei verabreden Therapeut und Patient abgeleitet aus einer gemeinsam erarbeiteten Problemanalyse hinreichend operationalisierte und überprüfbare Therapieziele. Zu deren Erreichung stellt der Therapeut geeignete und bewährte methodische und interaktionelle Hilfestellungen zur Verfügung und ermöglicht dem Patienten durch anfordernde (konfrontierende und instruierende) und versorgende (validierende und verstärkende) Maßnahmen eine zielführende Anwendung dieser Interventionen.

Rubikonmodell

Das Handlungsphasenmodell („Rubikonmodell") von Heckhausen, Gollwitzer und Weinert (1987; Heckhausen & Heckhausen, 2010) gliedert diesen Prozess zielgerichteten Handelns in bestimmte motivationale und volitionale Teilschritte (vgl. Abbildung 8). Er geht von einem universellen Wirksamkeitsstreben des Menschen aus und beschreibt dessen motivationale und volitionale Regulation im Handlungsverlauf. Dabei wird zwischen einer volitionsbildenden Abwägungsphase, einer Planungsphase, volitionsrealisierenden Handlungsphase und einer abschließenden Bewertungsphase unterschieden. Übergangsschritt von der Willensbildung (Abwägungsphase) zur zielrealisierenden aktionalen Umsetzung (Handlungsphase) ist die Festlegung einer „Implementierungsintention" mit einer damit verknüpften Planung der erforderlichen Denk- und Handlungsschritte (Planungsphase). Die dann folgende Phase der Intentionsrealisierung (Handlungsphase) entspricht in der verhaltenstherapeutischen Behandlung der Umsetzung der vom Therapeuten vermittelten gebotenen Techniken und Methoden. Den Abschluss dieses Handlungsphasenablaufs bildet eine postaktionale Bewertungsphase, die dazu dient, die Bedeutung der selbstwirksam erarbeiteten Konsequenzen für die Person zu artikulieren. Therapeutisch angeleitet führt sie einen Soll-Ist-Vergleich durch, und im positiven Fall wird die Entwicklung einer stärkenden Kontrollattribution gefördert.

Analog zu diesem Phasenmodell lassen sich auch die Schritte des verhaltenstherapeutischen Arbeitsprozesses beschreiben:

- Explorieren,
- Experimentieren,
- Entscheiden,
- Einüben und
- Einfügen.

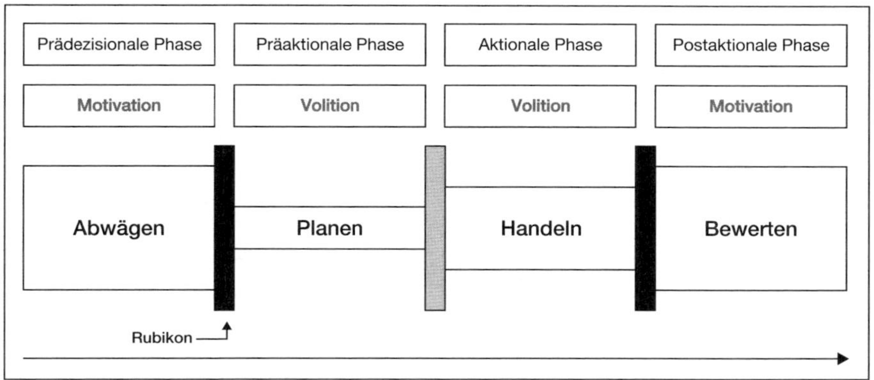

Abbildung 8: Handlungsphasenmodell nach Heckhausen, Gollwitzer und Weinert (1987)

Explorieren: Mithilfe einer therapeutisch angeleiteten strukturierten Problem- bzw. Verhaltensanalyse wird der Patient an eine konsistente Beschreibung und Erklärung seines Problemanliegens herangeführt. Im Rahmen einer therapeutisch angeleiteten Problemanalyse erkundet der Patient dazu in geordneter Weise seine Störung: Über systematische Situationsanalysen werden Phänomenologie und Aufrechterhaltungsbedingungen der Symptomatik abgebildet. Durch eine makroskopische Verhaltensanalyse werden die Entstehungsbedingungen der Störung rekonstruiert und Hypothesen zu deren Funktionalität im Lebenskontext des Patienten abgeleitet (vgl. Kapitel 9, Modul 6).

Explorieren

Problemanalyse

Nach erfolgter verhaltensanalytischer Exploration kann eine SORK-Grafik für den Patienten eine gute Übersicht seiner Problemstruktur darstellen. Beispielhaft werden in Abbildung 9 drei typische Problemsituationen eines Patienten mit Sozialer Phobie skizziert und dessen (innerem und äußerem) Sicherheitsverhalten, den die Störung aufrechterhaltenden kurzfristigen negativen Verstärkungen. Zudem wird der Blick des Patienten auf die mittel- bis langfristigen negativen Konsequenzen des Reaktionsmusters und dessen Schemakonsistenz (bspw. „Nur so kann ich mich vor Blamage schützen") gerichtet. Die psychologische O-Variable wird in der Übersichtsabbildung kurz gefasst als Oberplan-Selbstaussage formuliert und umfasst die (vor allem über das implizite Gedächtnis bereitstehenden) Wahrnehmungs- und Reaktionsbereitschaften des sozialphobischen Patienten. Diese wirken bereits auf S als selektive Wahrnehmung der Situationsbedingungen, tragen wesentlich dazu bei, welche automatisierten Reaktionsmuster aktiviert werden und bestimmen maßgeblich dessen Konsequenzenbewertung und -verarbeitung.

SORK-Grafik zur Problemstruktur

Bei geklärter Diagnose lassen sich für die Psychoedukation ergänzend auch Grafiken aus der Literatur (vgl. Störungsmodelle in den einzelnen Bänden der Buchreihe „Fortschritte der Psychotherapie") nutzen, die für

Störungsmodell als Grafik

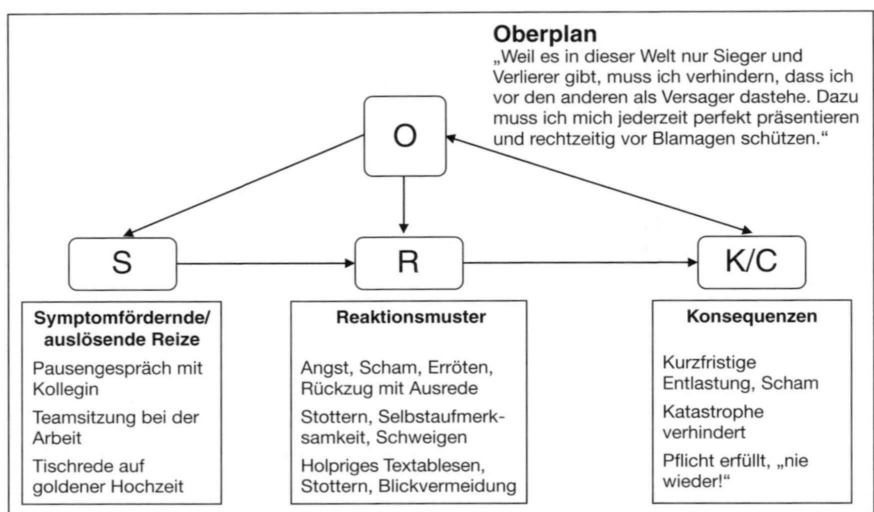

Abbildung 9: SORK/C-Übersichtsmodell – Patient mit Sozialer Phobie (vgl. Ubben, 2015, S. 46)

die jeweilige Störung typische Kreisläufe oder Funktionsmodelle abbilden. Beispiele sind das bekannte Teufelskreismodell der Panikstörung von Schneider und Margraf (1998), die Depressionsspirale sensu Hautzinger (2013) oder im oben genannten Beispiel des sozialphobischen Patienten das Modell von Clark und Wells (1995, vgl. Abbildung 10). Den einzelnen Bänden der Reihe „Fortschritte der Psychotherapie" lassen sich zahlreiche Vorlagen allgemeiner Störungsmodelle entnehmen, die sich auf den Einzelfall übertragen lassen und damit das psychoedukative Arbeiten des Therapeuten unterstützen können.

Dem Patienten wird durch geleitetes Entdecken (Edukation und geführte Selbstbeobachtung) ermöglicht, seine Problematik als charakteristischen Ablauf von selektiven Wahrnehmungs- und Bewertungsprozessen zu erkennen, und er kann nachvollziehen, wie die eigene Symptomatik durch seine automatisierte Flucht- und Vermeidungsmuster aufrechterhalten wird (negative Verstärkung).

Tests und strukturierte Interviews

Durch den Therapeuten wird die Problematik des Patienten außerdem mithilfe standardisierter Diagnoseinstrumente beurteilt. Durch den Einsatz bewährter Tests und strukturierter Interviews wird geprüft, inwieweit sich die vom Patienten vorgetragenen Beschwerden bestimmten Diagnoseklassen zuordnen lassen. Diese standardisierte Exploration erleichtert den Therapeuten als Behandlungsexperten den Zugang zu passendem Störungs- und Veränderungswissen. Abbildungen 12 und 13 im Kapitel 7 zeigten, in welcher Weise sich standardisierte und individualisierte Diagnostik verknüpfen lassen.

Patienten werden in der Verhaltenstherapie obligatorisch an die Durchführung von Selbstbeobachtungstechniken herangeführt. Indem sie sich hierbei bewusst ihren gerade ablaufenden Symptommustern zuwenden, vollziehen sie bereits einen therapeutisch bedeutsamen Perspektivenwechsel. Während die Symptomatik aktiviert ist, stellen sie gleichzeitig aus der Beobachterperspektive eine Distanz zu den eingefahrenen Automatismen ihres eigenen Denkens, Erlebens und Handelns her. Durch die Einnahme einer solchen aktiven Beobachtungshaltung erzeugen sie somit eine veränderte (distanzierende) Beziehung zu ihren (automatisierten) dysfunktionalen gedanklichen, emotionalen und behavioralen Aktivitäten.

Selbstbeobachtungstechniken

Experimentieren: Durch therapeutisch angeleitete Gedanken- und Erfahrungsexperimente eröffnen sich den Patienten Freiheitsräume in ihrem Den-

Experimentieren: Gedanken- und Verhaltensexperimente

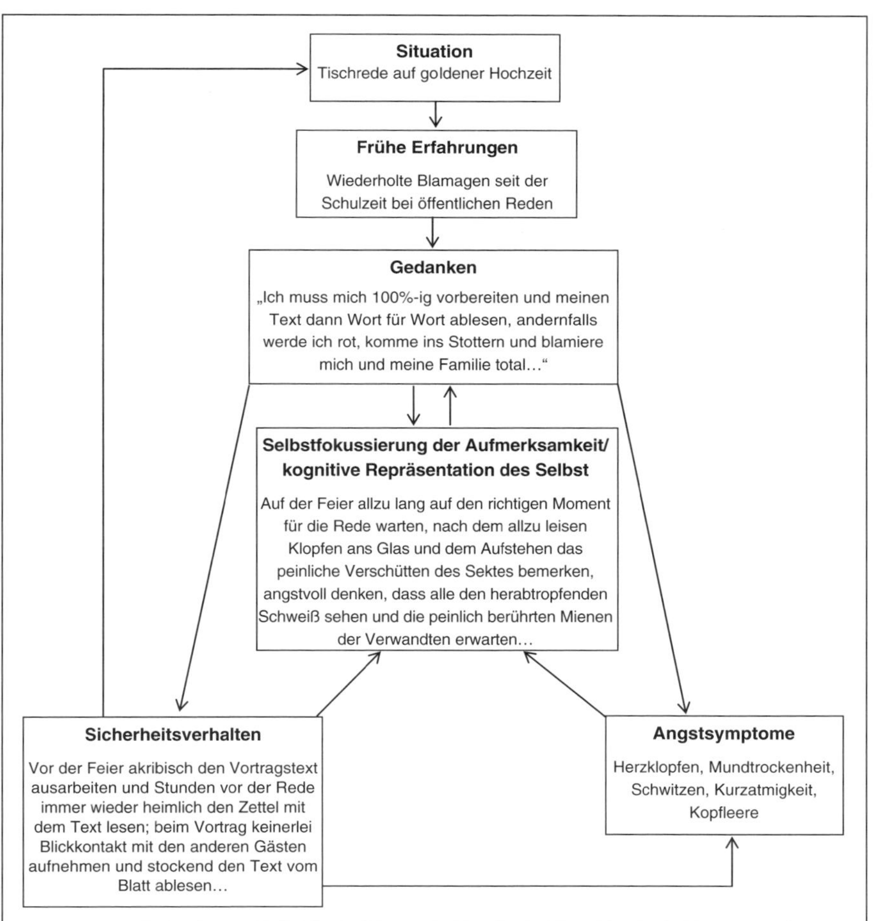

Abbildung 10: Beispielhaftes Störungsmodell für eine Soziale Phobie nach Clark und Wells (aus Ubben, 2015, S. 168)

ken und Handeln. Bekannte Erprobungsbeispiele sind Hyperventilationstests und Gedankenexperimente bei der Behandlung von Panikstörungen, Verhaltensexperimente in der Therapie Sozialer Phobien oder Achtsamkeitsübungen im Umgang mit dysfunktionalen Selbstregulationsversuchen bei Zwangsstörungen. Die Patienten lösen sich auf diesem Wege von ihren eingespielten dysfunktionalen Wahrnehmungs-, Denk- und Handlungsmustern ab. Adrian Wells (2011) hat diesen Vorgang idealtypisch in seiner metakognitiven Technik „Detached Mindfulness" konzipiert. Erst wenn es Patienten gelungen ist, sich aus dem Denk- und Handlungsautomatismus ihrer Symptomatik zu lösen, können sie mit therapeutischer Hilfestellung in ihrer Vorstellung alternative Zielperspektiven erproben.

Entscheiden: Selbstverpflichtung

Entscheiden: Auf der Grundlage dieser erweiterten Informations- und Erfahrungsgrundlage wird der Patient über einen geordneten Abwägungsprozess an den zentralen Volitionsschritt („Implementierungsintention") herangeführt: Im erfolgreichen Fall verpflichtet er sich aus freien Stücken selbst dazu, die Maßnahmen des vom Therapeuten bereitgestellten Behandlungsplans umzusetzen. Dieser Abschnitt des Konzipierens und Selbstverpflichtens entspricht der Planungsphase der Verhaltenstherapie.

Der Patient wird vom Therapeuten zur Volitionsbildung geführt, indem mit ihm zunächst die Vor- und Nachteile seines habituellen Vermeidungs- bzw. Sicherheitsverhaltens gegenübergestellt werden. Neben solchen rationalen Kosten-Nutzen-Analysen bieten sich erlebnisaktivierende Zeitprojektionen an. Beispielsweise malt der Patient sich im Rahmen einer imaginativen Zeitprojektion aus, wie sein Leben in zwei Jahren aussehen könnte. Einmal, wenn er sein Vermeidungsverhalten weiter aufrechterhalten würde, zum anderen, welche Lebenswirklichkeit er vorfände, wenn er bis dahin in der Lage ist, sich kompetent sozialen Situationen zu stellen, auf sein neutralisierendes Zwangsverhalten verzichtet, ohne gewichtsreduzierende Maßnahmen im Einverständnis mit dem eigenen Körperbild lebt usw.

Der Übergang von der Volitionsvorbereitung zur Volitionsrealisierung fällt naturgemäß erheblich aufwendiger aus, wenn Patienten sich in einer Entscheidungsambivalenz befinden. Diese motivationale Ausgangsbedingung einer zunächst unklaren Veränderungsentscheidung ist eigentlich für jede psychische Störung typisch. Diese Konfliktlage trifft ganz besonders für Patienten zu, die unter einer Zwangs- oder einer Essstörung leiden und sich bereits langjährig in einem ritualisierten bzw. restriktiven Lebensalltag eingerichtet haben.

Motivierende Gesprächsführung

In solchen Fällen bietet sich mit der motivierenden Gesprächsführung (Motivational Interviewing sensu Miller & Rollnick, 2009; Körkel & Veltrup, 2003) eine Technik an, die ursprünglich aus der Suchttherapie stammt. Dieses Vorgehen bietet sich generell bei hoch änderungsambivalenten Patienten in der volitionsbildenden Phase einer Verhaltenstherapie an. Alternativ zu ineffektiven, möglicherweise autoritären Anweisungs- oder Überredungsversuchen wird beim Patienten vorhandene Veränderungsmotivation stimuliert und nicht von außen aufgedrängt. Schulte (2015) stellt ausführlich theoretische Grundlagen und Methoden zu Voraussetzungen und zur Förderung von Therapiemotivation dar.

Der Therapeut führt den Patienten in diesem Abschnitt zu einer fundierten Volitionsbildung. Gemäß dem Rubikonmodell von Heckhausen, Gollwitzer und Weinert (1987) ergibt sich die Volitionsstärke aus dem Produkt von Wünschbarkeit mal Realisierbarkeit.

Nachdem der Patient nunmehr, bezogen auf seine Störung, eine kognitive Neuorientierung erworben hat und erlebnishaft an einen Perspektivenwechsel herangeführt wurde, erarbeitet er nun einen persönlichen Standpunkt dazu,

a) was er bezogen auf sein Problemanliegen primär verändern bzw. erreichen will (Bedürfnispriorisierung/Wünschbarkeit),
b) womit er zu einer Problemlösung im Rahmen seiner eigenen Möglichkeit beitragen kann, also über welche zielführenden Kompetenzen und Mittel er bereits verfügt (Ressourcenanalyse) und
c) welche persönlichen Werte er durch einen solchen Veränderungsprozess verwirklichen sollte (Sinnhaftigkeit).

Erst wenn es beim Patienten zu einer solchen explizit erarbeiteten Standpunktbildung gekommen ist („Ich weiß, was ich will, kann, sollte“), lässt sich für diesen mit hinreichend günstiger Prognose ein proaktives und zukunftsorientiertes Handeln (Mitarbeit) planen. Er wird mit guter Wahrscheinlichkeit für die Umsetzung der vom Therapeuten bereitgestellten Behandlungskonzeption eine hinreichende zielbezogene Selbstdisziplin aufbringen und sich auf diesem anstrengenden Weg den Übungsanforderungen stellen. Auf der Basis einer solchen Volitionsbildung (von der Motivation zur Volition) folgt die Realisierungsphase der Behandlung (von der Volition zur Realisierung).

Einüben: Verhaltenstrainings

Einüben: Beim Patienten liegt nun eine belastbare Volitionsstärke vor. Er verfügt über eine stabile Bereitwilligkeit (Commitment), um die vom Therapeuten bereitgestellten Methoden und Techniken nach einer kognitiven Vorbereitung auch umzusetzen. Dazu wird er zunächst von diesem methodisch angeleitet und führt dann in seinem Lebensalltag zunehmend selbstreguliert und eigenverantwortlich die erforderlichen Interventionen durch. Er realisiert durch die Umsetzung der in den therapeutischen Sitzungen vorbereiteten Übungen die zielführenden Veränderungsschritte und bewirkt so eine Remission seiner Beschwerden.

Einfügen: Integration ins Selbstkonzept

Einfügen: Die auf diesem geordneten Wege bewirkten Erfahrungen und Ergebnisse fügen sich zum einen spontan und zum anderen bewusst geleitet durch explizite kognitive Interventionen in das Selbstkonzept des Patienten ein und stärken seine Selbstwirksamkeitserwartungen. Außerdem erwirbt er für spätere Anpassungsaufgaben belastbare Selbstmanagementkompetenzen und formuliert ggf. offene Anpassungs- und Entwicklungsaufgaben, die er mithilfe der erworbenen therapeutischen Ressourcen eigenverantwortlich erarbeiten kann.

6.2.4 K: Die Therapieergebnisse

Die Konsequenzenbilanz einer erfolgreichen verhaltenstherapeutischen Krankenbehandlung setzt sich somit folgendermaßen zusammen:

1. *Motivationale Klärung* durch Explorieren,
2. *Perspektivenöffnung* durch Experimentieren,
3. *Volitionsbildung* für einen aktiven Veränderungsprozess durch Entscheiden,
4. *Symptomremission* durch Realisierung der eingeübten Interventionsschritte,
5. *Integration* des erworbenen Selbstwirksamkeitsvertrauens in das Selbstkonzept des Patienten und Überführung von dessen erworbenen therapeutischen Ressourcen in sein Selbstmanagement.

Der entsprechende Verarbeitungsweg wird in Abbildung 11 (am Beispiel der Behandlung einer Zwangsstörung) als Gegenüberstellung eines Autopiloten- und eines Chefpilotenmodus veranschaulicht:

- Während des Arbeitsschrittes Explorieren (i. d. R. im Rahmen der Probatorik) wurde diesem Patienten mithilfe von Verhaltensanalysen der typische (dysfunktionale) Ablauf seiner Symptomepisoden erkennbar gemacht.
- Mit dem Arbeitsschritt Experimentieren wird ihm nun eine neue Erfahrung vermittelt: Nach dem Diskriminieren von symptomauslösenden Stimuli (Haus verlassen und innere Unruhe bemerken) fügt er in die Reaktionskette anstelle der (im Autopilotenmodell abgebildeten) automatisierten Gedanken- und Handlungsabläufe ein achtsames Innehalten und Aufschieben seines Neutralisierungsverhaltens ein. Dabei richtet er die eigene Aufmerksamkeit aus einer distanzierenden Beobachterperspektive auf die eigenen inneren Prozesse („Da ist Angst … Da sind Katastrophengedanken …. Da ist der Impuls, die Haustür zu kontrollieren"). Durch diesen Perspektivenwechsel (vom automatisierten Symptom- zum distanzierten Beobachtermodus) unterbricht er die habituellen neutralisierenden Reaktionsmuster seiner Symptomatik und schafft sich einen Blick auf die Wirkungen seines eigenen Denkens und Handelns. Es handelt sich hier um eine Art metakognitives Wahrnehmungsexperiment (vgl. Detached mindfulness sensu A. Wells, 2011; Lohmann & Annies, 2012), bei dem der Patient einen neuen Umgang mit seiner Symptomatik herstellt: Er löst sich von der symptomatischen Reaktionskette ab, indem er eine innere Beobachterperspektive einnimmt. Auf diese Weise tritt er in Distanz zu seinen sonstigen automatischen Bewertungs- und Bekämpfungsmaßnahmen.

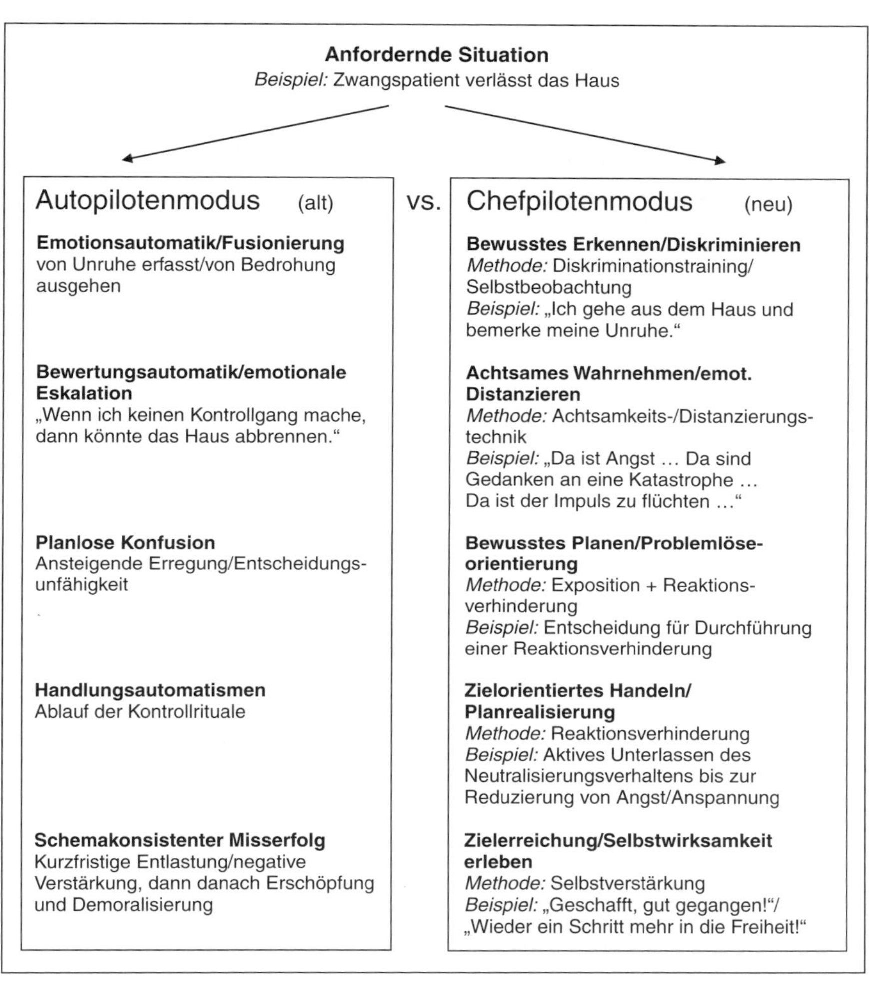

Abbildung 11: Verarbeitungswege – am Beispiel Zwangsstörung (aus Ubben, 2015)

- Durch diesen Außenblick auf seine Symptomatik eröffnet er sich die Möglichkeit, sich proaktiv dafür zu entscheiden, im Sinne des Therapierationals die indizierten Übungsschritte (hier: Exposition mit Reaktionsverhinderung) zu realisieren.
- Durch eine konsequente Wiederholung dieser Übungsschritte wächst seine Selbstwirksamkeitsüberzeugung, das aufkommende Discomfort-Erleben aushalten zu können und abflauen zu lassen. Außerdem lernt er für den zukünftigen Umgang mit aufkommenden Zwangsimpulsen ein routiniertes Selbstmanagement. Dies entspricht im Arbeitsmodell dem Schritt des Einfügens.

7 Problemanalyse – Zielableitung – Therapieplanung

Die Verhaltenstherapie orientiert sich traditionell am Problemlösemodell (vgl. Kapitel 4). Nach einer operationalisierten Beschreibung des Problems und der Analyse von dessen Entstehungs- und Aufrechterhaltungsbedingungen werden gemeinsam mit dem Patienten plausible, präzise und praktisch erreichbare Zielalternativen formuliert und eine Entscheidung für ein therapeutisches Arbeitsbündnis getroffen. Vom Therapeuten werden bewährte Behandlungsmethoden bereitgestellt und in Kooperation mit dem Patienten zielführend realisiert.

7.1 Problemanalyse

Problemanalyse

Die Problemanalyse erfolgt auf zwei Wegen:

Standardisiertes Vorgehen

a) *Standardisiertes Vorgehen:* Mithilfe testdiagnostischer Verfahren und strukturierter Interviews erfolgt eine standardisierte Diagnoseerhebung. Die Ergebnisse lassen erkennen, ob beim Patienten die Kriterien für bestimmte Diagnoseklassen erfüllt sind. Sie ermöglichen dem Therapeuten zweierlei:
   1. Die der Diagnose zugeordnete Störungstheorie legt allgemeine Zielbereiche nahe.
   2. Für die jeweilige Störung können Therapeuten auf evidenzbasierte Behandlungsprogramme (Leitlinien, Manuale) zurückgreifen.

Individualisiertes Vorgehen

b) *Individualisiertes Vorgehen:* Durch eine systematische Verhaltensanalyse (ergänzt durch den psychopathologischen und somatischen Befund) werden die individuellen Störungsbedingungen des Patienten exploriert. Das auf diese Weise erstellte verhaltensanalytische Störungsmodell beschreibt und erklärt über die SORK-Struktur die Störung aus drei Perspektiven:
   1. *Prädispositionsbedingungen:* Es werden im Rahmen einer vertikalen Verhaltensanalyse Hypothesen dazu gebildet, welche Reaktionsbereitschaften/Schemata die Person lebensgeschichtlich erworben hat und inwiefern diese die aktuelle Störung beeinflussen.
   2. *Entstehungsbedingungen:* Weiterhin werden mithilfe einer Dekompensationsanalyse Hypothesen dazu gebildet, durch welche lerngeschichtlichen Faktoren (Stressorenzunahme, Verstärkerverlust) die Bewältigungsressourcen der Person (Prädispositionen) überlastet wurden und es zum Beginn der Störung (Dekompensation) kam.
   3. *Aufrechterhaltungsbedingungen:* Im Mittelpunkt des verhaltensanalytischen Störungsmodells stehen die Bedingungsanalyse mit der Klä-

rung der symptomaufrechterhaltenden Kontingenzen und die funktionale Verhaltensanalyse mit der Ableitung von Hypothesen zu Schemakonsistenzen der Symptomatik.

7.2 Ableitung von Therapiezielen

Ableitung von Therapiezielen

a) Störungstheorie

Stellt die Therapieforschung zu einer diagnostizierten Störung evidenzbasierte Befunde zur Verfügung, dann werden störungstypische Aufrechterhaltungsbedingungen der Störung benannt. Ebenso lassen sich aus der Störungstheorie allgemeine Zielalternativen ableiten und werden bewährte Behandlungskonzepte empfohlen. Weisen Patienten nicht nur eine umgrenzte Störung auf, sondern liegen bei ihnen komplexe Komorbiditäten vor, dann lassen sich deren Behandlungsziele aus dem individuellen Störungsmodell (Problem-SORK) als SORK-Alternativen ableiten.

b) SORK-Alternativen

Als psychoedukative Maßnahme wird zunächst gemeinsam mit dem Patienten ein plausibles Übersichtsmodell zur Struktur sowie zum Aufrechterhaltungskreislauf seiner Störung bereitgestellt (siehe Modul 7 in Kapitel 9). Über ein vom Therapeuten geleitetes Entdecken findet der Patient aus dem für ihn gut fassbaren Störungsmodell zur Formulierung von plausiblen, und praktisch erreichbaren Zielformulierungen. Auch für Patienten bietet hierbei das SORK-Modell eine hilfreiche Suchheuristik. Ergänzend sollten aber ebenfalls anschauliche Grafiken verwendet werden, die den typischen Störungsverlauf abbilden und die Schlüsselprobleme sichtbar machen. Diese für den Patienten erkennbaren Schlüsselprobleme bilden nachvollziehbar für sie die Ansatzpunkte, „Hebel“, um ihnen plausibel persönliche „Schlüsselziele“ gegenüberzustellen. Den dort aufgeführten Schlüsselproblemen des Patienten werden als SORK-Alternativen plausible, präzise und praktisch erreichbare Therapieziele gegenübergestellt (vgl. Modul 8 in Kapitel 9).

7.3 Das Erstellen der Behandlungskonzeption

Hinsichtlich der Konzeptualisierung einer verhaltenstherapeutischen Krankenbehandlung legen die Befunde der Psychotherapieforschung folgende Regel nahe:

Therapieplan: Planungsregel

> **Merke:**
>
> - Der Behandlungsplan sollte so weit wie möglich *evidenzbasierte Standardprogramme* berücksichtigen, die für die Behandlung der diagnostizierten Störung zur Verfügung stehen.

- Soweit erforderlich, ist der Behandlungsplan anzupassen an die – in der *Verhaltens- und Bedingungsanalyse* spezifizierten – individuellen Störungsbedingungen des jeweiligen Patienten.

„Soweit wie möglich standardisieren“ heißt: Wenn die Störungsbedingungen des Patienten übereinstimmen mit den Prämissen eines empirisch gesicherten Behandlungsprogramms, sollte der Therapeut sich an diesen Standards orientieren. „Soweit wie nötig neu konstruieren“ heißt: Im Falle von komplexen Störungen, für deren Behandlung keine direkt nutzbaren wissenschaftlichen Befunde vorliegen, ist der Therapieplan (unter maximaler Einbeziehung bewährter Standardtechniken und -methoden) neu zu konstruieren.

Abbildung 12 orientiert sich am Dreierschritt des Problemlösemodells. Der Weg von der Problemanalyse über die Zielableitung zum Therapieplan wird zunächst als allgemeines Modell dargestellt. Abbildung 13 stellt dann am klinischen Beispielsfall einer Patientin mit komplexer Störung dar, wie die drei verhaltenstherapeutischen Arbeitsphasen Problemanalyse, Zielableitung und Therapieplan im klinischen Alltag gestaltet werden:

- Zur Gliederung der *Problemanalyse* in der linken Spalte wird das verhaltensanalytische SORK-Muster verwendet.
- Den einzelnen SORK-Variablen werden alternative *Schlüsselziele* zugeordnet. In Kapitel 9.8 wird mithilfe des Moduls 8 gezeigt, wie die Ableitung der Therapieziele in Zusammenarbeit von Therapeut und Patient erfolgt.
- Der *Therapieplan* orientiert sich an nutzbaren diagnosebezogenen Standardbehandlungsprogrammen und enthält soweit wie nötig individualisierte Differenzierungen.
- In Kapitel 9 wird eine Abfolge von 10 Schritten vorgestellt, die das praktische Vorgehen der Therapeuten auf dem Weg von der Problemanalyse über die Zielableitung zur Therapieplanung beschreiben.

Ergänzt wird dieses Schema um eine Prognosebeurteilung. Tabelle 1 (s. S. 55) listet dazu beispielhaft prognostisch günstige Faktoren auf.

- *Prognosebeurteilungen.* Bezogen auf den jeweiligen Patienten sind günstige und einschränkende prognostische Faktoren für die Zielerreichung zu nennen und möglichst in individualisierter Form zu konkretisieren. Prognostisch relevante Patientenmerkmale beziehen sich vor allem auf Aspekte wie Hilfesuche bzw. -zurückweisung, Fremdzuweisung vs. selbstmotiviertes Therapieaufsuchen, Selbstöffnung vs. Verschlossenheit, Misstrauen vs. Vertrauen, Freundlichkeit vs. Feinseligkeit (z. B. narzisstische Herabsetzungshaltung), Erprobungs- und Experimentierbereitschaft vs. rigide Absicherungshaltung, Anstrengungsbereitschaft vs. -vermeidung und Mitarbeit vs. Versorgungserwartung, Umstellungsfähigkeit. Außerdem wird das psychosoziale Funktionsniveau des Patienten beurteilt. Prognostisch relevante Störungsmerkmale betreffen Aspekte wie Komplexität, Komorbidität, Dauer, Chronifizierungsgrad, Anzahl erfolg-

Allgemeines Modell			
Standardisierung	**Problemanalyse**	**Zielableitung**	**Therapieplanung**
	Diagnose-Klassifikation/en gemäß ICD-10	Ziele gemäß Praxisleitlinie	Diagnosebezogene Konzepte/Leitlinien
Individualisierung/ Neukonstruktion	**Verhaltensanalyse**	**Individuelle Ziele**	**Individueller Behandlungsplan**
	S *Lebenskontext* (störungsbezogen): Private/berufliche Ausbildungssituation, systemische Problembedingungen *Situationsbedingungen* (symptombezogen): Respondente Auslösereize, operante Hinweisreize	Modifikation dysfunktionaler kontextueller/systemischer Bedingungen Abbau dysfunktionaler Stimulusbedingungen/ Aufbau erwünschter Stimulusbedingungen	Indizierte Methoden und Techniken (vgl. Linden & Hautzinger, 2011; Schweiger, 2014)
	O *Störungsrelevante Schemata:* - Grundannahmen (deskriptive Schemata) - Oberpläne - (motivationale Schemata) - Reaktionsstile - (emotionaler, Beziehungs-/ - Bindungs-, Bewältigungsstil) *Körperliche Organismusvariable:* Konstitutionelle Einschränkungen, Krankheiten	Umstrukturierungsziele: Umstellung maladaptiver Schemata Akzeptanz- und Bewältigungsziele: Akzeptierender, modulierender Umgang mit problematischen Organismusbedingungen	dto.
	R *Problemreaktionen* auf behavioraler, kognitiv-emotionaler, physiologischer Ebene (Exzesse, Defizite)	Realistisch erreichbare Alternativreaktionen (Abbau von ..., Aufbau von ...)	dto.
	K *Konsequenzen/ Kontingenzbedingungen* als Aufrechterhaltungsbedingungen der Symptomatik	Angezielte Modifikation der Konsequenzenkontrolle	dto.

Abbildung 12: Problemanalyse – Zielableitung – Therapieplanung

ter Vorbehandlungen (ambulant, stationär) und ggf. erzielte Erfolge bzw. Misserfolge, sozialmedizinischen Befund (Arbeits- bzw. Erwerbsfähigkeit/-unfähigkeit, Berentung, laufende Rentenbeantragung, Widerspruchsverfahren).

Abbildung 13 zeigt am Beispiel einer komplexen Störung die Kette Problemanalyse – Zielableitung – Therapieplanung.

<table>
<tr><th colspan="4">Beispielsfall einer komplexen Störung</th></tr>
<tr><td rowspan="2">Standar-disierung</td><td>Problemanalyse</td><td>Zielableitung</td><td>Therapieplanung</td></tr>
<tr><td>Diagnose-Klassifikation

F32.1
(bei abhängiger PSK-Struktur)
F50.4</td><td>Zentrale Ziele gemäß Praxisleitlinien
– Aktivitätenrate/-struktur erhöhen
– soziale Ressourcen/Fertigkeiten stärken
– dysfunktionalen kognitiven Stil umstellen
– Essattacken abbauen
– Stabilisierung der emotionalen Selbstregulation
– geordnetes Gewichtsreduzieren</td><td>Diagnosebezogene evidenzbasierte Konzepte
– S3/NVL-Leitlinie Depression
– Depressions-Manual: Hautzinger (2013)
– Essstörungs-Manual: Hilbert & Tuschen-Caffier (2010)</td></tr>
<tr><td rowspan="5">Individu-alisierung/ Neukon-struktion</td><td>Verhaltensanalyse</td><td>Individuelle Ziele</td><td>Individueller Behandlungsplan</td></tr>
<tr><td>S
– Kommunikationsprobleme in der Partnerschaft
– Erziehungsschwierigkeiten mit aggressivem ADHS-Sohn
– AU-Status seit einem Jahr
– Vorhalten hochkalorischer Lebensmittel</td><td>– Partnerkommunikation verbessern
– Erziehungskompetenz aufbauen
– Berufliche Wiedereingliederung realisieren
– Begrenzen der zu Hause verfügbaren Lebensmittel</td><td>– Paargespräch zur Motivierung zu einer Paartherapie
– Anbindung der Patientin an Erziehungsberatungsstelle
– Recherche bei Arbeitsagentur
– Stimuluskontrolle</td></tr>
<tr><td>O
– Dependenter Beziehungsstil („Tue alles für deinen Partner, um zu verhindern, dass er dich allein lässt!“)
– Chronisches Übergewicht/ Adipositaserkrankung
– Dysfunktionale Ernährungsgewohnheiten</td><td>– Lockerung der dependenten Beziehungsregeln, Autonomiestärkung
– Geordnete Gewichtsabnahme
– Ablösung der Ernährungsgewohnheiten von dysfunktionalen kompensatorischen Motiven</td><td>– Motivierende Gesprächsführung, Anbindung an positive soziale Netze (Freizeit, Selbsthilfe-Elterngruppe von ADHS-Kindern)
– Anbindung an Ernährungsberatung
– Orientierung am Manual von Hilbert und Tuschen-Caffier (2010)
– Wahrnehmungstraining zu Hunger und Sättigung</td></tr>
<tr><td>R
– Lustlosigkeit, Antriebsarmut, Selbstabwertung
– Chronische Erschöpfungslage
– Exzessiver Selbstärger
– Defizitäre assertive Kompetenzen (dysfunktionale Nachgiebigkeit, Unterwerfung)
– Rückzug aus sozialen Kontakten
– Komplizierte Trauer (Vater)
– Essanfälle als dysfunktionale Selbsttröstungsversuche
– Riskantes Sexualverhalten
– Ambivalenter Kinderwunsch
– Defizitäre Wahrnehmung und Kommunikation eigener Gefühle und Bedürfnisse</td><td>– Verbesserung der depressiven Affektlage, Umstellung der neg. Selbstwertregulation
– Regenerationsmöglichkeiten schaffen
– Ärgerbewältigung
– Selbstbehauptendes Verhalten und Gefühlskommunikation stärken und in Alltagsbeziehungen einbringen
– Stützende soziale Kontakte aufbauen
– Trauerbewältigung
– Abbau der Essanfälle, Normalisierung des Essverhaltens, Erwerb alternativer Selbsttröstungsmöglichkeiten, soziale Tröster finden
– Verantwortungsübernahme für die eigene Sexualität, riskantes Sexualverhalten abbauen
– Kinderwunsch-Realisierbarkeit beurteilen, fundierte Volitionsbildung ermöglichen
– Emotionale Selbstwahrnehmung und -kommunikation verbessern</td><td>Enge Orientierung am Manual von Hautzinger (2013):
– Verhaltensaktivierung
– Selbstverstärkungstraining
– Entspannungstechniken, euthyme Methoden
– Module aus Steffgen et al. (2014)
– Module R und K aus Hinsch und Pfingsten (2015)
– Anbinden an geeignete soziale Kontexte (Gruppenteilnahme)
– Module aus Znoj (2016)
– Orientierung am Manual von Hilbert und Tuschen-Caffier (2010)
– Motivationale Gesprächsführung
– Module aus dem Volitionstraining sensu Forstmeier und Rüddel (2002)
– Training emotionaler Kompetenzen: Module aus Berking (2017)</td></tr>
<tr><td>K
– Depressive Befindlichkeit und demoralisierte Lageorientierung
– Soziale Isolation/Deprivation
– Hilflosigkeitserleben in Erziehung
– Anhaltende Trauer
– Desolate Partnerschaftssituation
– Körperliche Komplikationen infolge der Adipositaserkrankung</td><td>– Zunahme positiver Affektlagen, Aufbau von Ziel- und Handlungsorientierung
– Aufbau eines sozialen Netzes
– Erziehungskompetenz erwerben
– Trauerbewältigung
– Modifikation, ggf. geordnete Beendigung der Partnerschaft
– Verbesserung der körperlichen Situation (Gewicht, Beweglichkeit, Kondition etc.)</td><td>– Manualnutzung
– Individualisiertes Vorgehen nach Verlauf
– Nutzung einer Ernährungs-beratungseinrichtung, ärztliche Betreuung sichern</td></tr>
</table>

Abbildung 13: Problemanalyse – Zielableitung – Therapieplanung. Verknüpfung von individuellen und standardisierten Konzepten

Tabelle 1 gibt eine Übersicht zur Prognosebeurteilung der in Abbildung 13 dargestellten Behandlungsplanung.

Tabelle 1: Prognosebeurteilung – Beispiel

Prognosebeurteilung	Prognostisch *günstige* Faktoren: – Selbst eingebrachtes Therapieanliegen, – im Laufe der Probatorik deutlich zunehmende Selbstöffnung, – bisher gute Mitarbeit und Anstrengungsbereitschaft, – erreichbare Alltagshilfen (Therapieplatz für Sohn, mögliche Familienhilfe).
	Prognostisch *einschränkende* Faktoren: – Basismerkmale der Patientin: unterdurchschnittliche allgemeine Intelligenz, geringe Umstellungsmöglichkeiten der negativen systemischen Bedingungen, eingeschränktes psychosoziales Funktionsniveau, Langzeitarbeitslosigkeit (AU-Status), objektive Gesundheitseinschränkungen (Adipositas). – Individuelle Störungsmerkmale: Komorbidität Depression-Essstörung, Chronizität, dependente Persönlichkeitsakzentuierung.

8 Die Orientierungs- und Planungsphase einer Verhaltenstherapie

Problemanalyse – Zielableitung – Therapieplanung

Die Orientierungs- und Planungsphase einer Verhaltenstherapie wird in dem hier vorgestellten Konzept folgendermaßen unterteilt:

1. Erstgespräch zur allgemeinen und differentiellen Indikationsklärung (therapeutische Sprechstunde).
2. Drei probatorische Sitzungen zur gemeinsamen Erarbeitung einer Problemanalyse.
3. Probatorische Abschlusssitzung, in der ggf. mit dem Patienten ein Behandlungsvertrag abgeschlossen wird sowie gemeinsam mit diesem aus dessen individuellem Störungsmodell Therapieziele abgeleitet werden. Der Therapeut stellt daraufhin aus seinem Expertenwissen eine zielführende evidenzbasierte Behandlungskonzeption bereit.

Beantragt der Patient bei seiner Krankenkasse eine Langzeit-Verhaltenstherapie, fügt der Therapeut einen Bericht an den Gutachter (vgl. Kapitel 10) hinzu. Befürwortet der Gutachter die vom Patienten beantragte Psychotherapie, bewilligt die Krankenkasse die Kostenübernahme der beantragten Sitzungen.

Sorgfältig arbeitende Verhaltenstherapeuten zeichnen sich durch eine hohe Konsistenz ihres Vorgehens aus. Dazu trägt wesentlich bei, dass sie in der probatorischen Phase gemeinsam mit ihren Patienten eine differenzierte Problemanalyse erarbeiten, darauf bezogen realisierbare Therapieziele ableiten und dazu ihre Behandlungskonzeption planen. Statt die Interventionsphase der Therapie im Sinne eines Ad-hoc-Vorgehens unsystematisch durchzuführen, folgen sie diesem expliziten Handlungsleitfaden. Indem die realisierten Therapieschritte im Behandlungsverlauf fortlaufend evaluiert werden, lässt sich die Planung soweit wie nötig an die tatsächlichen Prozessbedingungen anpassen (rekursive Therapieplanung).

Am Ende der Orientierungs- und Planungsphase lassen sich vom Therapeuten die folgenden fünf Fragen beantworten:

1. *Indikationsstellung:* Ist bei diesem Patienten die Indikation für eine verhaltenstherapeutische Krankenbehandlung zu stellen?
2. *Diagnose:* Wie sind dessen Beschwerden diagnostisch einzuordnen – als klassifikatorische Diagnose und verhaltensanalytisches Störungsmodell?
3. *Zielableitung:* Lassen sich konsistent zur Problemanalyse mit dem Patienten plausible, präzise und realistisch erreichbare Ziele verabreden?
4. *Arbeitsbündnis:* Konnte mit diesem Patienten ein belastbares therapeutisches Arbeitsbündnis hergestellt werden?

5. *Therapieplan:* Lässt sich für diesen Patienten eine realisierbare evidenzbasierte Behandlungskonzeption bereitstellen?

Gemäß dem Selbstverständnis der Verhaltenstherapie führt der Therapeut den Patienten transparent in die Arbeitsweise dieses Verfahrens ein und bezieht diesen bei Problemanalyse und Zielableitung maximal in eine aktive Mitarbeit ein. Mithilfe der Problemanalyse ermöglicht er ihm, eine Orientierung zur eigenen Störung herzustellen. Über sein sowohl empathisches als auch strukturiert anleitendes Vorgehen etabliert der Therapeut von Beginn an ein belastbares therapeutisches Arbeitsbündnis. Er wird so vom Patienten als vertrauenswürdiger Experte erlebt, der ihn versiert und Schutz bietend in die therapeutische Zusammenarbeit einführt. Der Patient wird in die Nutzung bewährter Problemanalyseinstrumente eingeführt und macht die Erfahrung einer effizienten Selbstexploration. Während der Problemanalyse verwendet der Therapeut gegenüber dem Patienten das im Therapieverlauf immer wieder verwendete Prinzip des geleiteten Entdeckens. Ausgehend vom gemeinsam erarbeiteten Störungsmodell leitet er zur Ableitung plausibler Therapieziele über und informiert den Patienten dazu, welche Behandlungsmöglichkeiten er zur Verfügung stellen kann. Hinsichtlich der anstehenden Veränderungsarbeit fördert er beim Patienten auf diese Weise eine hoffnungsvolle Ergebniserwartung. Im Folgenden wird ein Modell zur Durchführung von Problemanalyse und Therapieplanung im Rahmen der probatorischen Phase einer Verhaltenstherapie vorgestellt.

8.1 Erstgespräch/Sprechstunde: Indikationsprüfung

Erstgespräch: Allgemeine Indikationsprüfung

In diesem (in der Regel im Rahmen als therapeutische Sprechstunde durchgeführten) Erstgespräch wird der Patient vom Therapeuten empathisch in seinen Anliegen, Zielwünschen und Therapieaufträgen (A-Z-A) abgeholt. Der Therapeut stellt eine vorläufige Diagnose und nimmt eine Einschätzung des psychopathologischen Befundes vor. Er beurteilt, ob für diesen Patienten eine Psychotherapie geboten ist (Allgemeine Indikation). Erscheint speziell eine Verhaltenstherapie geeignet (Differenzielle Indikation), informiert er den Patienten über das Verfahren. Wird er selbst die Behandlung übernehmen, macht er den Patienten mit den organisatorischen Regularien (Terminverbindlichkeiten, Antragsverfahren, Chipkarte etc.) vertraut. Kann er dem Patienten selbst in absehbarer Zeit einen Therapieplatz zur Verfügung stellen, dann verabredet er mit diesem eine erste Beobachtungshausaufgabe (Zeichnen einer Symptomkurve zum Auftreten und zur Ausprägung der Beschwerden über den Tag, die Woche).

8.2 Erste probatorische Sitzung: Situationsanalysen

Erste probatorische Sitzung: Situationsanalysen zu Symptomepisoden

Für die *erste probatorische Sitzung* bietet es sich an, zusammen mit dem Patienten den Blick auf typische Symptomepisoden zu richten. Relevante Situationen lassen sich aus dessen Symptomkurve entnehmen. Über zunächst therapeutisch angeleitete und möglichst bald auch vom Patienten im Alltag eigenständig durchgeführte Situationsanalysen wird dieser in die Lage versetzt, auf der Mikroebene individuelle „Strickmuster" seiner Symptomatik zu identifizieren. Im Zusammenhang mit seinen Beschwerden wird für ihn dadurch deutlich, dass er durch sein eigenes Denken und Handeln wesentlich dazu beiträgt, dass bestimmte Situationen regelmäßig emotional und interaktionell ungünstig für ihn ausgehen („In mir unvertrauten Gruppen denke ich nur noch daran, dass ich mich vor den anderen blamiere, beobachte mich ängstlich selbst, ohne ein Wort zu sagen, ziehe mich nach einiger Zeit entmutigt zurück und bestätige mich so letztlich immer wieder in meiner Überzeugung, ein Versager zu sein"). Ist es gelungen, den Patienten in diese Mikroanalysetechnik einzuführen, wird er als Hausaufgabe zur Durchführung weiterer Situationsanalysen motiviert. Außerdem werden ihm Tests und Fragebögen ausgehändigt, um parallel auch eine klassifikatorische Diagnostik durchzuführen.

8.3 Zweite probatorische Sitzung: Biografische Kurzanalyse

Zweite probatorische Sitzung: Lebensgeschichtliche Kurzanalyse mit der Ableitung von Prädispositions- und Dekompensationshypothesen

Die *zweite probatorische Sitzung* führt dann über einen Perspektivenwechsel von der mikroskopischen Situationsebene zur makroskopischen Biografieebene. Der Patient wird dazu angeleitet, aus eigener Erinnerung ausschnitthaft Lebenserfahrungen auszuwählen, die ihn aus seiner Sicht als Person besonders geprägt haben. Dazu trägt er zunächst in eine Lebenszeitlinie einige markante Beziehungserfahrungen und „live events" aus seiner Biografie ein. Im therapeutischen Explorationsgespräch rekonstruiert der Patient, welche auf diese biografischen Ereignisse bezogenen emotionalen Reaktionen ihn damals besonders berührten und welche Bewältigungsversuche er daraufhin unternommen hatte. Anschließend führt der Therapeut den Patienten über eine Hypothesenbrücke in die Gegenwart: Er lässt ihn vergleichen, ob er konsistent zu seinen damaligen Erfahrungen auch im heutigen Lebensalltag auf bestimmte Anforderungssituationen mit ähnlichen Gefühlen wie damals reagiert und vergleichbare Anpassungsversuche (= Prädispositionen) einsetzt. Dieser Prädispositionsanalyse schließt sich in drei Schritten eine Dekompensationsanalyse an: Auf der Lebenslinie grenzt der Patient zunächst den Zeitpunkt oder -raum ein, zu dem die eigene Störung begann. Dann formuliert er Hypothesen dazu, welche überlastenden Stressoren oder welcher Verstärkerverlust damals vermutlich zur Dekompensation (Störungsbeginn) geführt hatten. Schließlich rekonstruiert er seine bisherigen Bewältigungsversuche und vergleicht diese mit seinen vorher geklärten prädisponierenden Schemata. Arbeitsblätter unterstützen Patienten dabei, die im therapeutischen Gespräch erarbeiteten Explorationsergebnisse zu vertiefen.

8.4 Dritte probatorische Sitzung: Störungsmodell

Dritte probatorische Sitzung: Störungsmodell

Die *dritte probatorische Sitzung* schließt die Problemanalyse damit ab, dass der Patient an ein vorläufiges Störungsmodell herangeführt wird. Dazu werden die Ergebnisse der beiden vorausgegangenen Sitzungen (mikroskopisch: Situationsanalysen/makroskopisch: biografische Prädispositions- und Dekompensationsanalyse) in eine zusammenfassende Übersicht gebracht. Die Analyseergebnisse werden zunächst in ein SORK-Modell übertragen (vgl. Beispiel in Abbildung 14).

Ein „Teufelskreismodell“ bildet darüber hinaus den typischen Ablauf von Symptomepisoden ab (Auslöser – Spontanreaktionen – Kognitive Bewertungen – Maladaptives Bewältigungsverhalten – Konsequenzen). Über dem Symptomteufelskreis befindet sich ein „Regiekasten“ mit knapp for-

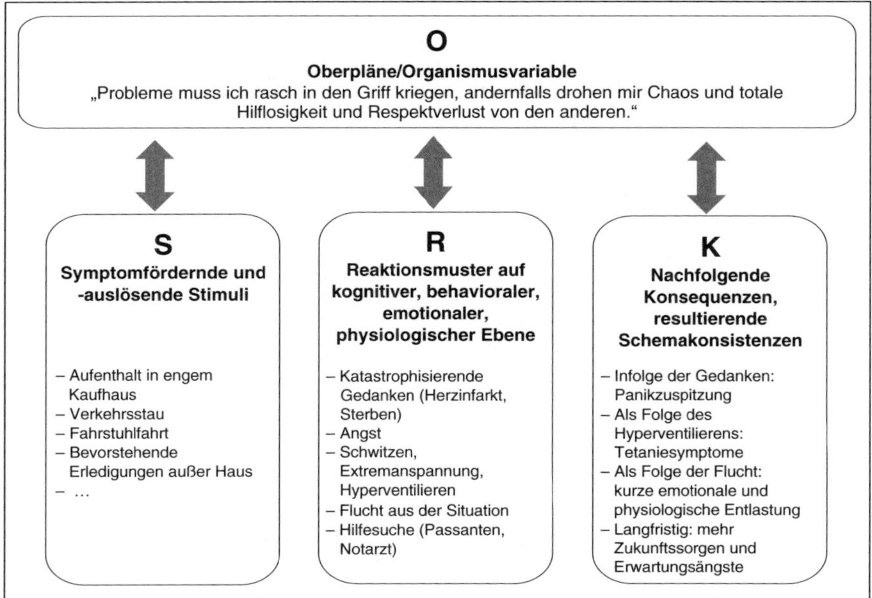

Abbildung 14: Individuelles SORK-Modell – Beispiel einer Sozialphobie

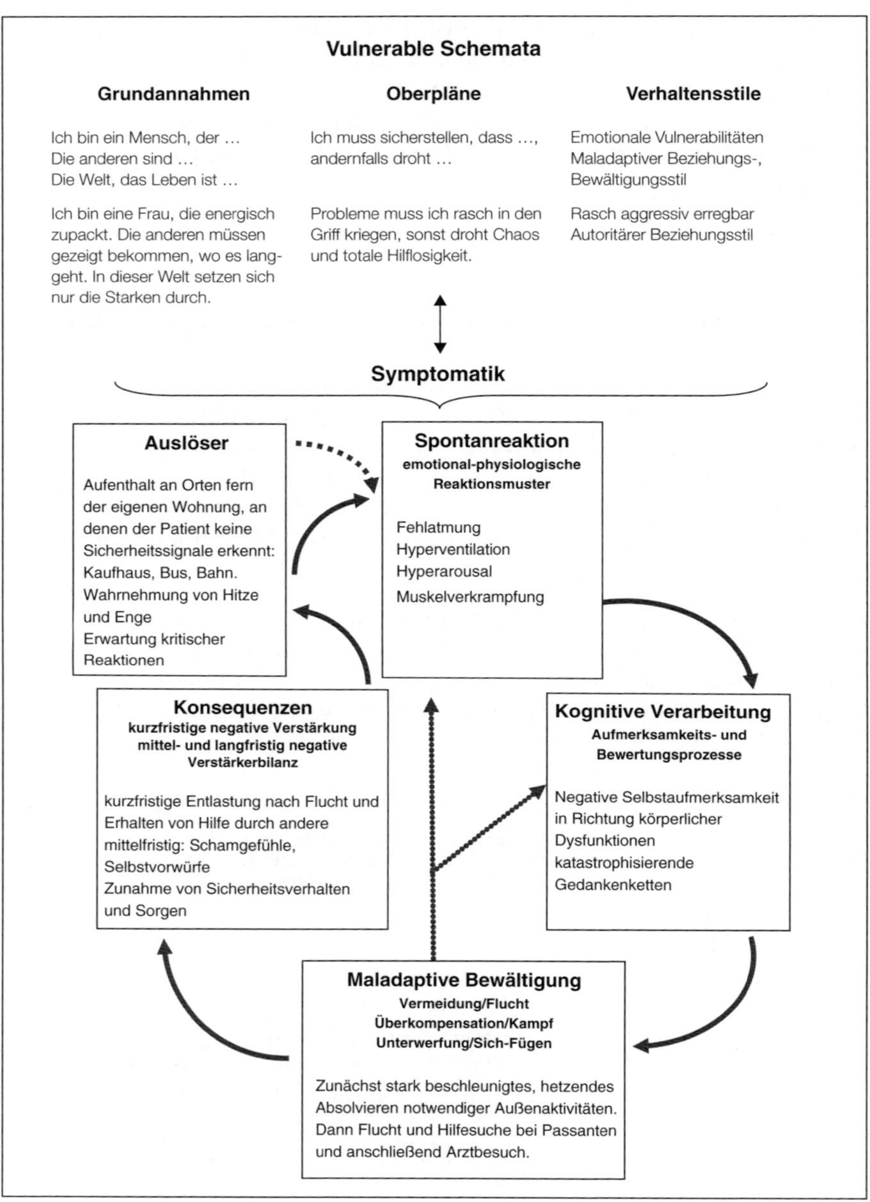

Abbildung 15: Kreislaufmodell zur Störung – Beispiel einer Agoraphobie/Panik

mulierten zentralen Selbstaussagen des Patienten zu eigenen störungsrelevanten Grundannahmen („Ich bin ein Mensch, der …, die anderen sind …, die Welt, das Leben ist …"), Oberplänen („Ich muss sicherstellen, dass …, andernfalls droht …") und habituellen Reaktionsmustern (emotionale

Vulnerabilitäten, Beziehungs- und Bewältigungsstil). Es bietet sich an, das individuelle Störungsmodell als Grafik abzubilden (vgl. Beispiel in Abbildung 15).

Dazu lassen sich aus der Fachliteratur häufig spezifische Störungsgrafiken hinzuziehen, die mit den individuellen Daten des Patienten gefüllt werden (z. B. Panikkreislauf von Margraf & Schneider, 1990, oder Modell zur Sozialen Phobie von Clark & Wells, 1995; vgl. Abbildung 10 in Kapitel 6.2.3).

Mithilfe des Störungsmodells verbessert der Patient seine Orientierung zu den eigenen Beschwerden, erkennt deren typischen Situationsverläufe und kann sie funktional mit lebensgeschichtlich erworbenen übergeordneten Reaktionsbereitschaften bzw. Schemata verbinden. Mit dem dann vorliegenden Störungsmodell vor Augen ist der Patient in der Lage weiterführend hieraus eigene Schlüsselprobleme einzugrenzen, die aus seiner Sicht im Einzelnen verändert werden sollen.

8.5 Vierte probatorische Sitzung: Zielableitung/Therapievertrag

Vierte probatorische Sitzung: Schlüsselziele/Therapievertrag

Die *vierte probatorische Sitzung* bietet sich dafür an, zu den vorher „geklärten" Problembedingungen des Patienten gemeinsam mit diesem plausible, präzise und praktisch erreichbare Zielperspektiven zu entwerfen. Dazu werden den „Schlüsselproblemen" aus dem Störungsmodell realistische „Schlüsselziele" gegenübergestellt. Später in der Interventionsphase lassen sich diese *Ist-* und *Soll-*Pole der Behandlung ausdifferenzieren zu Zielerreichungsskalen.

Gelingt in der Probatorik ein vertrauensvolles Zusammenarbeiten und geht der Therapeut von einer hinreichend günstigen Prognose dafür aus, dass der Patient mithilfe seiner professionellen Hilfsmöglichkeiten die eigene Störung bewältigen kann, dann schließt er mit diesem am Ende der Probatorik einen Therapievertrag ab. Anschließend leitet er aus seiner therapeutischen Expertise einen evidenzbasierten Therapieplan her und stellt diesen dem Patienten vor. Mit dem Eintritt in die Interventionsphase verabredet er mit ihm eine zweckmäßige Einstiegsintervention.

9 Zehn Module zur Erarbeitung von Problemanalyse und Therapieplan

Übersicht: In diesem Kapitel werden zehn Module vorgestellt, deren Anwendung es Therapeuten ermöglicht,

- gemeinsam mit ihren Patienten eine Problemanalyse durchzuführen,
- daraus konsistente Ziele abzuleiten,
- um dann dazu als klinische Experten einen Therapieplan zu erstellen.

Tabelle 2 gibt zunächst einen Überblick über die Module und deren Zuordnung zu den verschiedenen Phasen der Therapie.

Tabelle 2: Überblick über die Modulanwendung in den verschiedenen Phasen der Therapie

Erstgespräch/ Sprechstunde/n	– *Modul 1: AZA-Befragung.* Anliegen, Zielwünsche und Aufträge des Patienten werden erfragt. – *Modul 2: Diagnosezuordnung.* Die Beschwerden des Patienten werden mit den Diagnosekriterien der ICD-10 abgeglichen, es wird dazu ein Kurzcheck zu den in Frage kommenden ICD-Diagnosen vorgenommen (ICD-10-Screening). – *Modul 3: Interaktionsanalyse.* Der Therapeut verschafft sich eine Orientierung über den Interaktionsstil des Patienten, um gezielt dessen therapeutisches Basisverhalten zu fördern. – *Modul 4: Psychopathologischer und somatischer Befund.* Der psychopathologische Befund wird erhoben (vgl. Psychopathologie-Kurzcheckliste).
Erste probatorische Sitzung	– *Modul 5: Situationsanalysen.* Mit dem Patienten werden Situationsanalysen durchgeführt, um typische Ablaufmuster der Symptomatik zu klären. Einzelne Situationsepisoden werden eingegrenzt und der Blick des Patienten darauf gerichtet, durch welche Denk- und Handlungsmuster er selbst regelmäßig den Ausgang der Problemsituationen beeinflusst.
Zweite probatorische Sitzung	– *Modul 6: Biografische Kurzanalyse/Prädispositions- und Dekompensationsanalyse.* Es erfolgt zunächst eine Kurzfassung einer biografischen Analyse, um Prädispositions- und Dekompensationsbedingungen des Patienten zu formulieren. Auf diese Weise werden mit dem Patienten Hypothesen zu dessen Prädispositions- und Dekompensationsbedingungen erhoben.
Dritte probatorische Sitzung	– *Modul 7: Störungsmodell.* Gemeinsam mit dem Patienten werden ein Störungsmodell erarbeitet und Schlüsselprobleme des Patienten eingegrenzt. Zum einen werden die Ergebnisse der makroskopischen und mikroskopischen Analyse in eine strukturierte SORK-Übersicht gebracht. Außerdem bildet ein Kreislaufmodell den typischen Ablauf des Störungsgeschehens ab.

Tabelle 2: Fortsetzung

Vierte probatorische Sitzung	– *Modul 8: Zielableitung und Prognoseeinschätzung.* Als Alternativen zu den Schlüsselproblemen des Patienten und deren Aufrechterhaltungsbedingungen werden mit diesem plausible und realistisch erreichbare Schlüsselziele verabredet. Ist von einer hinreichend günstigen Prognose dafür auszugehen, dass die abgeleiteten Ziele mithilfe einer Verhaltenstherapie und auf der Grundlage einer belastbaren Therapiebeziehung vom Patienten erreicht werden können, schließt der Therapeut mit diesem einen Therapievertrag ab.
Weitere Sitzungen	– *Modul 9: Therapieplanung.* Auf der Grundlage der Problemanalyse und bezogen auf die mit dem Patienten verabredeten Ziele werden vom Therapeuten indizierte Behandlungsmethoden, -techniken, -strategien formuliert (Behandlungsplan). Prozessbegleitend erhebt er wiederholt testdiagnostische und verhaltensanalytische Befunde und orientiert sich bei der weiteren Therapieplanung an den entsprechenden Evaluationsergebnissen (rekursive Planung). – *Modul 10: Evaluation und Therapieabschluss.* Schließlich gilt es am Ende der Behandlung, den therapeutischen Prozess geordnet abzuschließen. Der Therapieabschluss umfasst zum einen die testdiagnostische Evaluation der Behandlung. Außerdem wird dem Patienten ermöglicht, seine Mitnahmebotschaften aus der Therapie zu formulieren sowie sich auf der Grundlage seiner erworbenen therapeutischen Ressourcen eigene Lern- und Entwicklungsaufgaben für die Zeit nach der therapeutischen Zusammenarbeit vorzunehmen.

9.1 Modul 1: AZA-Befragung

Um eine allgemeine Psychotherapieindikation feststellen zu können, sollte dem Patienten zunächst in einem Erstgespräch (i. d. R. der therapeutischen Sprechstunde) ermöglicht werden, seine Anliegen, Ziele und Aufträge an die Psychotherapie vorzutragen (vgl. AZA-Modell von Lohmann, 2010). Durch die Erfragung der drei Aspekte „Anliegen, Zielwünsche, Auftrag" führt der Therapeut den Patienten gleich im ersten Kontakt an das verhaltenstherapeutische Problemlöserational heran und kann erkennen, ob auf dessen Seite eine erkennbare Veränderungsmotivation gegeben ist.

- „Damit Sie mir eine erste, kurz gefasste Übersicht dazu ermöglichen, aufgrund welcher Anliegen Sie psychotherapeutische Hilfe suchen, bitte ich Sie um Folgendes:
- Wählen Sie zunächst maximal drei Probleme aus, die Sie hier her führen. Es können auch nur zwei sein oder es kann sich um ein einziges Problem handeln. Und verwenden Sie für jedes Problem bitte nur einen einzigen Satz."

- „Stellen Sie sich vor, Sie konnten diese Probleme mit therapeutischer Hilfe lösen – welche Ziele haben Sie dann erreicht?"
- „Und haben Sie bereits Vorstellungen dazu, auf welche Weise ich Ihnen dabei helfen sollte?"

Bereits bei der knappen Schilderung der Problemanliegen durch den Patienten erhält der Therapeut wesentliche Hinweise, die ihm bei der allgemeinen Indikationsstellung helfen: Sieht der Patient sich selbst mit seinen eigenen Gedanken, Gefühlen, Handlungen als wesentlichen Teil des Problems („Sobald ich auf mir unvertraute Menschen treffe, fürchte ich, dass ich nur noch Unsinn rede und dann ausgelacht zu werden, weshalb ich mich immer mehr zurückziehe")? Nennt er Ziele, die mithilfe einer Psychotherapie realistisch erreichbar sind („dass ich aus dieser Isolation und Grübelei rauskomme und mich unter Menschen traue")? Werden Aufträge des Patienten an den Therapeuten erkennbar, die kompatibel mit dessen fachlichen Möglichkeiten und seiner professionellen Rolle sind („Bitte zeigen Sie mir als Fachmann Wege und Mittel, die mir aus meinen Problemen heraushelfen")? Lassen sich die genannten Fragen positiv beantworten, dann wären das erste deutliche Hinweise auf eine Behandlungsindikation.

Die Antworten des Patienten auf die Fragen des Therapeuten nach Anliegen, Zielen und Aufträgen können allerdings auch auf kritische Merkmale und Erwartungen des Patienten hinweisen, die eine genauere Indikationsprüfung erfordern: Nennt ein Patient in erster Linie äußere Umstände, die er durch andere Personen verändert haben will („Mit diesen ewigen Aushilfsjobs geht das nicht weiter, aber die Leute von der Arbeitsagentur schieben meine Akte ewig hin und her. Da muss doch was gemacht werden! Und meine Frau nervt mich total, macht Druck, dass ich meinen Frust woanders als zu Hause ablassen soll"), bleibt zunächst offen, ob eine Psychotherapieindikation gegeben ist. Bleibt er auch bei der Frage nach eigenen Zielen („Und was müsste sich in Ihrem Denken und Handeln verändern, damit diese Probleme gelöst werden?") und Aufträgen („Haben Sie eine Vorstellung dazu, was ich tun sollte, um Ihnen dabei zu helfen?") bei einer reinen Außenorientierung („Na, dass ich denen eine Bescheinigung vorlege, in der Sie als Therapeutin mir bestätigen, dass ich in diesem Job vor die Hunde gehe, und dass Sie meiner Frau mal Bescheid sagen, dass die nicht ewig rumzetern soll"), dann ist eher von einer Kontraindikation für eine psychotherapeutische Krankenbehandlung auszugehen bzw. hätte der Therapeut für den Fall, dass beim Patienten eine krankheitswertige Störung vorliegt, eine entsprechende Motivierungsaufgabe.

9.2 Modul 2: Diagnosezuordnung

Ob die Beschwerden des Patienten die Kriterien bestimmter F-Diagnosen der ICD-10 erfüllen und als behandlungsbedürftig anzusehen sind, lässt sich auf drei (ggf. ergänzend zu nutzenden) Wegen klären:

- über eine Exploration der Patientenbeschwerden im Rahmen der Sprechstunde und der probatorischen Sitzungen,
- mithilfe strukturierter Interviews,
- durch den Einsatz psychodiagnostischer Tests und Kurzchecklisten (i. d. R. als Hausaufgaben).

Die spontanen Beschwerdeschilderungen des Patienten im Erstgespräch und dessen Antworten auf die Nachfragen des Therapeuten bieten bereits Hinweise darauf, ob bei ihm die Kriterien für bestimmte Diagnoseklassen erfüllt sind. Mithilfe strukturierter Interviews und Kurzchecklisten lassen sich auf systematische und zeitsparende Weise die entsprechenden Kriterien abklären. Das Arbeitsblatt „ICD-Kurzcheckliste" (nach Zarbock, 2011; vgl. Anhang, S. 113ff.) stellt eine Checkliste zur Verfügung, mit der sich in zeitsparender Weise infrage kommende Diagnoseklassen eingrenzen lassen. Dem erfahrenen Kliniker bietet die klinische Beobachtung des Patienten im direkten Kontakt außerdem die Möglichkeit, einen psychopathologischen Befund und speziell eine Interaktionsanalyse zu erarbeiten.

Bei Indikationsentscheidungen im Rahmen von Psychotherapien spielen psychodiagnostische Instrumente eine wesentliche Rolle (vgl. Senf & Broda, 2011). Lassen sich auf diesem Wege „spezifische Störungen und Problemkonstellationen" identifizieren, sind gemäß Margraf und Schneider (2009, S. 208) „die dafür empirisch abgesicherten Verfahren anzuwenden und nach Problemanalyse und Therapieverlauf an den Einzelfall anzupassen". Die Probatorik erlaubt meist nur eine Kurzform der Diagnoseprüfung. Bei Bedarf lassen sich zeitaufwendigere strukturierte Interviews wie SKID, DIPS, CIDI (Wittchen & Hoyer, 2011) einsetzen.

9.3 Modul 3: Interaktionsanalyse

Um explizit den therapeutischen Beziehungsprozess planen zu können und im weiteren Verlauf gezielt Motivation und therapeutisches Basisverhalten des Patienten (z. B. Mitarbeit, Experimentierbereitschaft, Selbstöffnung, Umsetzung) fördern zu können, verschafft sich der Therapeut bewusst einen Eindruck über dessen Interaktionsstil. Dazu bieten sich zunächst die in Tabelle 3 aufgeführten Fragen an (vgl. hierzu auch das Arbeitsblatt „Fragen zur Interaktionsanalyse" im Anhang auf S. 116). Die Darstellung erfolgt anhand des Beispiels eines Patienten mit Zwangsstörung und Sozialer Phobie.

Tabelle 3: Fragen zur Interaktionsanalyse am Beispiel eines Patienten mit Zwangsstörung und Sozialer Phobie (vgl. Ubben, 2015)

Fragen	Antwortbeispiele
Welche unwillkürliche Wirkung hat das nonverbale Verhalten des Patienten *(Mimik, Gestik, Stimme ...)* auf mich?	Angespannt misstrauischer Ausdruck löst bei mir spontan emotionale Distanzierung, Empathieeinschränkung aus.
Was müsste ich sagen oder tun, um den Patienten zu verletzen oder zu kränken?	„Muttersöhnchen!" „Sie machen einfach einen peinlichen Eindruck."
Was müsste ich sagen oder tun, um dem Patienten das Gefühl zu geben, wirklich verstanden zu werden?	„Sie sind wirklich ein sehr guter Sohn. So viel Sorgfalt würde man sich bei manchem sehr wünschen."
Annäherungsziele: Wie will Patient gesehen und behandelt werden?	Gesehen werden als verlässlicher Mensch, der wirklich alles gibt, damit die Dinge korrekt sind. Behandelt werden als jemand, den man transparent über das therapeutische Vorgehen informiert und in alle Entscheidungen einbezieht.
Vermeidungsziele: Wie will der Patient auf gar keinen Fall gesehen und behandelt werden?	Nicht angesehen werden als „Verrückter", dem man mit Mitleid und Voreingenommenheit begegnet. Nicht behandelt werden in unstrukturiert, betont emotionaler Weise. Keine Nötigung, über emotional schwierige Themen sprechen zu müssen.

Außerdem ist es für Therapeuten hilfreich, bei der Planung ihre therapeutische Beziehungsgestaltung am Kiesler-Kreismodell zum Verlauf interagierender Kommunikation (Brakemeier & Normann, 2012; McCullough, 2006) zu orientieren (vgl. das Arbeitsblatt „Kiesler-Kreismodell" im Anhang auf S. 117). Sie beurteilen im Raum zwischen den beiden Achsen „dominant-unterwürfig" und „feindselig-freundlich" den Beziehungsstil ihrer Patienten und planen anhand vorgeschlagener Fragen gezielt das eigene interaktionelle Antwortverhalten. So weist beispielsweise das feindselig-dominante Interaktionsverhalten eines Patienten auf dessen Beziehungstests hin („Wird der Therapeut mich ebenfalls abweisen, so wie ich das von meinen Bezugspersonen immer wieder erfahren habe?"). Um diese Tests zu bestehen, gilt es für den Therapeuten, anstelle unbedacht auf die feindseligen Äußerungen des Patienten – quasi mit gleicher Münze – aggressiv zu reagieren, gezielt auf freundlich-dominante Weise zu antworten. Dabei bemüht er sich bei einem Patienten, der sich zunächst nicht zur Mitarbeit bereit zeigt, in ruhiger Weise weiterhin darum, diesen zu motivieren (Motto: „Und bist du nicht willig, so brauch ich Geduld").

9.4 Modul 4: Psychopathologischer und somatischer Befund

Zur Erhebung des psychopathologischen Befundes bietet sich das AMDP-System an (AMDP, 2016). Dies kann als Kurzrating eingesetzt werden (vgl. Psychopathologie-Kurzcheckliste im Anhang auf S. 118f.) oder lässt sich bei Bedarf als halbstrukturiertes Interview durchführen (Fähndrich & Stieglitz, 2016). Der somatische Befund setzt sich zusammen aus sozialmedizinischem Befund sowie der Einschätzung der möglichen Bedeutung körperlicher Erkrankungen für die Störung. Gegebenenfalls werden Aspekte genannt, die auf eine Kontraindikation für eine psychotherapeutische Behandlung hinweisen. Weiterhin wird ggf. vermerkt, wenn eine bestimmte pharmakotherapeutische Mitbehandlung geplant ist. Gundlage bilden die Angaben im ärztlichen Konsiliarbericht. Diesem werden im Bedarfsfall (z. B. Klärung von Substanzmittelmissbrauch bzw. -abhängigkeit) ergänzende Befunde hinzugefügt.

9.5 Modul 5: Situationsanalysen

Situationsanalysen klären das „Strickmuster“ typischer Problemepisoden von Patienten. Die Patienten bekommen mit der im Folgenden vorgestellten Technik ein rasch erlernbares und gut benutzbares Analyseinstrument an die Hand, das sie zunächst in der Probatorik erlernen und später im Behandlungsverlauf regelmäßig in ihrem Alltag einsetzen können. Durch die Zusammenstellung einer Reihe von Situationsanalysen erarbeiten Patienten dabei zu ihren Beschwerden einen repräsentativen Pool von SRK-Mustern. Sie grenzen hierbei zunächst den Zeitabschnitt ein, innerhalb dessen störungsrelevante Situationsabläufe analysiert werden sollen, identifizieren im Rahmen der entsprechenden „slice of time“ eigene Gedanken und Handlungen und richten ihren Blick dann auf die dadurch selbst bewirkten interpersonellen und innerpsychischen Konsequenzen (vgl. „Situationsanalyse 1: Notizen zur Erhebungs- und Lösungsphase“ und „Situationsanalyse 2: SRK-Modell“ im Anhang, S. 120f.).

Im Rahmen des hier vorgestellten Planungskonzeptes wird ein Vorgehen empfohlen, bei dem es sich um eine Adaption der Situationsanalyse handelt, wie sie McCullough (2006) im Rahmen des Cognitive Behavioral Analysis System of Psychotherapy (CBASP) eingeführt hat. Allerdings wird der Fokus in der hier verwendeten Form der Situationsanalyse expliziter auf emotionale (und ggf. physiologische) Reaktionsmuster des Patienten hin erweitert. Die Idee des ursprünglich spezifisch für chronisch depressive Patienten entwickelten CBASP lässt sich in vielen Teilen auch auf Patienten mit anderen Störungen übertragen.

McCullough (2006) geht mit seinem CBASP grundsätzlich von der Prämisse aus, dass depressive Patienten erkennen sollen, dass das, was sie denken und tun, regelhaft bestimmte Konsequenzen hat. Dabei richtet er den Blick vor allem auf das Interaktionsverhalten der Patienten. Im Kontext ihrer aktualisierten Symptomatik befinden diese sich oft in einem präoperationalen Modus. Piaget (1978) hat diesen (für chronisch depressive Patienten typischen) Typ der Erlebnisverarbeitung in seiner Entwicklungstheorie als egozentrischen und emotional begründenden kindlichen Denkstil beschrieben. Dieser Modus ist dadurch charakterisiert, dass die betreffende Person die jeweilige Situation ohne hinreichendes Kausalitätsverständnis beurteilt und über keine interpersonelle Empathie verfügt, um sich in die Sichtweise anderer Personen hineinzuversetzen („Alles ist gegen mich und nicht beeinflussbar").

Dieses präoperationale kindlich-unreife Denken ist grundsätzlich vom situationsübergreifenden formalen Denken des reifen Erwachsenen zu unterscheiden, das zu korrektem logisch-abstrakten Analysieren und systematischem Durchdenken von Fragestellungen in der Lage ist („Mit meinen Gedanken und Handlungen bewirke ich in dieser Situation bei anderen nicht das, was ich mir hier eigentlich wünsche. Mit bestimmten anderen Gedanken und Handlungen könnte ich jedoch die eigentlich von mir gewünschten Konsequenzen bewirken"). Das mit einer Situationsanalyse verwendete strukturierte und Patienten gut zu vermittelnde Vorgehen leitet den Patienten aus dessen präoperationalem (kindlich-egozentrischen) zum (erwachsen-abstrahierenden) formalen Denkmodus. Mithilfe des so ermöglichten formalen Denkens verschafft er sich Orientierung über seine Symptomatik und kann Verantwortung dafür übernehmen, in bestimmten Situationen mithilfe seiner Gedanken und Handlungen die eigentlich von ihm gewünschten Konsequenzen zu bewirken.

Zunächst gilt es, relevante *Symptomepisoden* einzugrenzen, zu denen dann anschließend Situationsanalysen durchgeführt werden. Dazu diskriminieren die Patienten im Tagesverlauf wiederholt die Ausprägungen entsprechender Reaktionsereignisse (Angst, Befindlichkeit, Schmerz, Zwangsimpulse etc.) und tragen diese als Kreuze in das vorbereitete Beobachtungsblatt ein (vgl. „Symptomkurve" im Anhang auf S. 122f. sowie Abbildung 16). Werden diese Kreuze am Tagesende verbunden, dann ergeben sich charakteristische Kurven mit Tälern (starke Symptomausprägung) und Gipfeln (geringe Symptomatik bis positives Befinden). Hieraus lassen sich einzelne Symptomepisoden auswählen, zu denen anschließend Situationsanalysen durchgeführt werden. Oder es lassen sich einzelne Situationen auswählen, in denen der Patient (ausnahmsweise) eine geringere, keine Symptomausprägung oder gar eine positive Befindlichkeit bei sich festgestellt hat.

Mithilfe der Situationsanalysen werden charakteristische Verknüpfungen zwischen intentionalen Reaktionen (Gedanken und Handlungen) und da-

Montag							
	0.00	4.00	8.00	12.00	16.00	20.00	24.00
1							
2							
3							
4							
5							
Dienstag							
	0.00	4.00	8.00	12.00	16.00	20.00	24.00
1							
2							
3							
4							
5							

Abbildung 16: Ausschnitt aus dem Arbeitsblatt „Symptomkurve“

durch bewirkten (emotionalen, physiologischen, kognitiven, sozialen) Konsequenzen identifiziert. Der Patient erkennt so das „Strickmuster“ seiner Symptomatik. Er identifiziert, wie er durch das, was er in bestimmten Situationen denkt und tut, tatsächliche Konsequenzen bei sich und seiner sozialen Umwelt bewirkt. Gerade depressive Patienten werden auf diesem Weg aus ihrer (präoperationalen) Hilflosigkeitslage heraus- und an ein Selbstwirksamkeitserleben und logisch-formales Denken herangeführt. Im Folgenden werden zunächst die vom Patienten zu beantwortenden Fragen der Situationsanalyse vorgestellt. Ausgewählt werden solche Situationen, bei denen sich in der Symptomkurve ausgeprägte Ausschläge zeigen, oder es werden aus dem mündlichen Bericht der Patienten störungsrelevante Episoden ausgewählt.

Schritte der Situationsanalyse

1. *Zeitabschnitt eingrenzen lassen.* Berichten Sie bitte aus einer Beobachterperspektive von dieser Situation, sodass ein Außenstehender sich deren Ablauf vorstellen kann: Womit begann, womit endete sie, welche relevanten Verlaufspunkte gab es? Und erinnern Sie sich bitte daran, wie Sie sich in dieser Situation gefühlt haben.
2. *Gedankenanalyse.* Was ging Ihnen während der Situation durch den Kopf? Wie haben Sie die Situation für sich interpretiert? (drei Gedanken)

3. *Handlungsanalyse.* Was haben Sie während der Situation konkret getan? Wie haben Sie sich speziell anderen Personen gegenüber verhalten?
4. *Konsequenzenanalyse (tatsächlich).* Wie ging die Situation für Sie aus? Welche emotionalen, interaktionellen, psychophysiologischen, kognitiven Konsequenzen kamen durch Ihr Denken und Handeln zustande?
5. *Inkongruenzanalyse.* Haben Sie erreicht, was Sie sich gewünscht haben?
6. *Konsequenzenentwurf (gewünscht).* Wie hätten Sie sich (stattdessen) gewünscht, wie die Situation für Sie ausgeht?
7. *Alternativer Gedanken- und Handlungsentwurf.* Welche Gedanken und Handlungen wären dazu erforderlich gewesen?

Abbildung 17 und 18 zeigen am Beispiel einer depressiven Patientin die Arbeit mit den Arbeitsblättern.

Grundsätzlich bietet es sich an, das Ergebnis von Situationsanalysen in die SRK-Systematik einzuordnen, sodass sich aus den dort abgebildeten Schlüsselproblemen auf plausible Weise hinreichend operationalisierte Zielalternativen ableiten lassen.

Situationsanalyse 1: Notizen zur Erhebungs- und Lösungsphase

Zeitabschnitt

Anfangsereignis: 18:15 Uhr am Montag, Beginn mit Tagesplanung am Esszimmertisch wie mit Therapeut vereinbart.

Verlaufspunkte: Mutter setzt sich dazu, übernimmt die Planung. Ich gebe ihr nach, ordne mich ihr unter.

Endpunkt der Episode: Ich ziehe mich ins Bett zurück.

Gefühle während der Situation: Anfangs Aufbruchsstimmung, später Enttäuschung, Resignation, Verzweiflung

Gedanken (innere Rede)

1. „Sie weiß immer Bescheid und ich schaffe überhaupt nichts."
2. „Ich bin einfach nur dumm und unfähig."
3. „Ich will weg – im Bett habe ich meine Ruhe."

Handlungen (tatsächlich)

Ich habe damit aufgehört, meine eigenen Ideen aufzuschreiben.

Dann habe ich bloß noch das mitgeschrieben, was sie mir gesagt hat.

Letztlich bin ich ins Bett geflüchtet und habe nur noch geheult bis zum Einschlafen.

Konsequenzen (tatsächlich)

Äußere Konsequenzen (interpersonell, instrumentell): Meine Mutter hat mich in Ruhe gelassen.

Innere Konsequenzen (emotional, kognitiv): Mein Vorhaben, den Tagesplan zu schreiben, ist misslungen, weil ich es fallengelassen habe. Im Bett konnte ich endlich weinen und mich verkriechen. Ich schaffe es nicht!

2. Lösungsphase

Konsequenzen (gewünscht)

Äußere Konsequenzen (interpersonell, instrumentell): Eigentlich wollte ich für morgen meinen Tagesplan aufschreiben.

Innere Konsequenzen (emotional, kognitiv): Ich wollte am nächsten Abend das gute Gefühl haben, meine eigenen Tagesziele erreicht zu haben und den Mut, mir dann auch für die folgenden Tage etwas vorzunehmen, was ich dann auch schaffe.

Gedanken (alternativ)

1. „Zunächst müsste ich mir wohl überhaupt sagen, dass das mein eigener Tag ist und ich das Recht habe, den nach meinen eigenen Bedürfnissen zu planen."
2. „Sie sollte mich einfach mal in Ruhe lassen."
3. „Auf, plane den Tag!"

Handlungen (alternativ)

Damit ich in Ruhe meinen nächsten Tag planen kann, sollte ich mich erst einmal woanders hinsetzen. Und wenn meine Mutter dennoch wieder dazu käme, müsste ich sie wohl deutlich auffordern, mich alleine arbeiten zu lassen.

Abbildung 17: Situationsanalyse sensu McCullough am Beispiel einer depressiven Patientin (vgl. Ubben, 2015)

Situationsanalyse als SRK-Modell
Situationsabschnitt
Anfang: 18:15, Tagesplanung am Esszimmertisch
Verlauf: Mutter kommt und übernimmt die Planung
Ende: Rückzug ins Bett
Gefühle während der Situation: ______

S	R (problematisch)	K (tatsächlich)
Kontext/Vorgeschichte: Ich hatte mit dem Therapeuten verabredet, am frühen Abend eine Aktivitätenplanung für den nächsten Tag zu machen.	*Kognitiv/Emotional:* „Sie weiß sowieso alles besser als ich." „Was ich versuche, das geht eh schief." „Ich kann mich nur noch verkriechen." (Zu Beginn): „Aufbruchsstimmung" (Am Ende des Situationsabschnittes): „Ich fühle mich hilflos und resigniert, erlebe mich völlig unfähig und verlassen."	*Kurzfristige Konsequenzen:* Ich breche meine eigene Tagesaktivitätenplanung ab, ohne ein erwünschtes Ergebnis zu erzielen. Kurzfristig habe ich durch den Rückzug Ruhe vor meiner Mutter und ihrer Bevormundung und bin von den Planungsaufgaben entlastet.
Auslöser: Um 18:15 Uhr beginne ich damit und setze mich an den Tisch in der Essecke. Meine Mutter kommt dazu und macht mir diverse Vorschläge, wie ich den nächsten Tag planen soll.	*Physiologisch:* Erschöpft und müde *Motorisch-behavioral:* Ich verlasse das Wohnzimmer, ziehe mich ins Bett zurück, weine dort verzweifelt und schlafe nach etwa zwei Stunden erschöpft ein.	*Mittelfristige Konsequenzen:* Ich verstricke mich immer tiefer in Selbstabwertungen und Feststellungen meiner Hilflosigkeit und Unfähigkeit, resigniere, bin verzweifelt und noch am nächsten Tag demoralisiert.

K (erwünscht)	R (Ziel führend)
Eigentlich wollte ich, wie verabredet, für den nächsten Tag einen Aktivitätenplan fertiggestellt haben und mir zuversichtlich den nächsten Tag vornehmen.	Ich müsste mich erst einmal woanders hinsetzen. Und wenn meine Mutter trotzdem dazu käme, dann sollte ich sie freundlich-bestimmt auffordern, mich alleine arbeiten zu lassen. Außerdem sollte ich mir sagen, • ... dass das ja wohl mein eigener Tag ist, • ... dass meine Mutter sich einfach nicht immer einmischen sollte und • ... mich kräftig dazu ermutigen, den Tag selbst zu planen.

Abbildung 18: Situationsanalyse als SRK-Modell am Beispiel einer depressiven Patientin (vgl. Ubben, 2015)

9.6 Modul 6: Biografische Kurzanalyse: Ableitung von Prädispositions- und Dekompensationshypothesen

Mit diesem Schritt werden Hypothesen dazu erarbeitet, welche lebensgeschichtlichen Bedingungen die Störung in ihrer Entstehung begünstigt (Prädisposition) und welche sie ausgelöst haben (Dekompensation). Die entsprechende Exploration sollte dem Patienten ausdrücklich als Kurzübersicht und keinesfalls als vollständige Erfassung seiner (hochkomplexen) Lebensgeschichte angekündigt werden (vgl. Abbildung 19). Wenn weiterführende biografische Explorationen geboten sind, sollten die im Rahmen der Interventionsphase mithilfe klärungsorientierter Techniken erfolgen.

Makroskopische Verhaltensanalyse (Prädispositions- und Dekompensationsanalyse)

Zur Erarbeitung einer Prädispositions- und Dekompensationsanalyse werden im Folgenden sieben Fragen genannt. Zur Unterstützung dieses Explorationsprozesses werden Arbeitsblätter zur Verfügung gestellt (vgl. „Makroskopische Verhaltensanalyse 1: Fragen", „Makroskopische Verhaltensanalyse 2: Antwortblatt" und „Verarbeitungswege" im Anhang, S. 124–127). Das Vorgehen wird zudem anhand von Abbildungen veranschaulicht.

Frage 1:

Wenn der Patient anhand seiner Lebenslinie zentrale Prägungserfahrungen (Bindungserfahrungen, Lebensereignisse) auswählt, welche sind das?

In diesem Schritt wird der Patient zunächst darum gebeten, eine Lebenslinie zu zeichnen (vgl. Abbildung 19 und „Makroskopische Verhaltensanalyse 1: Fragen" im Anhang, S. 124f., vgl. auch Ubben, 2015). Gleichzeitig wird ihm mitgeteilt, dass es hierbei keinesfalls um Vollständigkeit geht, sondern in einer ersten Kurzübersicht zunächst ausschnitthaft einige prägende Lebenserfahrungen skizziert werden sollen. Gravierende Lebensereignisse (z.B. Stottern im Alter von 4 bis 5 Jahren, Einschulung mit 7 Jahren, Tod des Vaters mit 10 Jahren, schwere Erkrankung der Mutter mit 14 Jahren, Beginn der Lehre mit 17 Jahren, Krankschreibung mit 24 Jahren) werden auf einer „Lebenslinie" mit Kreuzen markiert, nummeriert und links oberhalb der Linie in Stichworten aufgelistet. Prägende Bezugspersonen werden in der Reihenfolge ihrer vermuteten Wichtigkeit links unter der Linie vermerkt.

Der Patient wird anschließend darum gebeten, in möglichst freier Rede die vorher (evtl. als Hausaufgabe) fertiggestellte Lebenslinie vorzustellen. Der

Prädispositionsanalyse	Fallbeispiel
1. Der Patient zeichnet seine *Lebenszeitlinie* (Geburt bis heute), markiert darauf zentrale eigene Prägungserfahrungen und erläutert diese Abbildung dem Therapeuten in freier Rede.	
2. Der Therapeut wählt aus der vom Patienten geschilderten Lebensübersicht eine *signifikante Prägungserfahrung* aus. Er ermöglicht dem Patienten, die damals mit diesem Ereignis verbundenen *dominanten Gefühle* zu erinnern und erschließt die *berührten Grundbedürfnisse*.	Durch wiederholte schmerzhafte Verluste enger Bezugspersonen (…) in Kindheit und Jugend wurde nachhaltig das Bedürfnis der Patientin nach sicherer Bindung verletzt.
3. Zu diesem Ereignis rekonstruiert der Patient seine damaligen *Bewältigungsversuche* (Kategorien: Kompensation/ Flucht-Vermeidung/Sich-Fügen-Unterwerfung).	Um sich vor erneuten Bindungsverlusten und den damit verknüpften Einsamkeitsgefühlen zu schützen, vermied sie engere Freundschaften.
4. Der Therapeut führt den Patienten über eine Zeitbrücke zur Eingrenzung von *Prädispositionen:* „Reagieren Sie auch heute in bestimmten Situationen besonders stark mit den ähnlichen Gefühlen wie damals, und neigen Sie auch heute zu einem ähnlichen Umgang mit den Anforderungen?“ Nach dem entsprechenden geleiteten Entdecken einer störungsrelevanten Prädisposition wird der Patient im Sinne eines begleiteten Entdeckens an eine möglichst eigenständige Analyse weiterer Prädispositionen herangeführt.	Als junge Erwachsene konnte sie deshalb bisher keine enge Partnerschaft knüpfen, was dazu führte, dass ihr dysthymes Einsamkeitsempfinden bis heute aufrechterhalten wurde.
Dekompensationsanalyse	**Fallbeispiel (Forts.)**
5. Auf einer Lebenszeitlinie markiert der Patient den Zeitpunkt/Zeitraum des Störungsbeginns,	Als die Patientin zum Beginn ihres Studiums in ihrer WG sich in einen Mitbewohner verliebte, dieser sich aber aufgrund ihres neutralen und abstandhaltenden Interaktionsverhaltens bald einer anderen Frau enger zuwandte …
6. er rekonstruiert seine damaligen Stressorenüberlastungen bzw. Verstärkerverluste,	verließ sie die für sie unerträgliche und kränkende Situation, indem sie aus der WG aus- und in eine abgelegene Einzimmerwohnung einzog.
7. sowie seine schemakonsistenten aber erfolglosen Bewältigungsversuche, die zur Dekompensation und damit dem Störungsbeginn führten.	Dieser selbstverursachte Wechsel in eine erneute Einsamkeit mündete in eine depressive Episode.

Abbildung 19: Vorgehen bei der biografischen Kurzanalyse im Rahmen der Probatorik

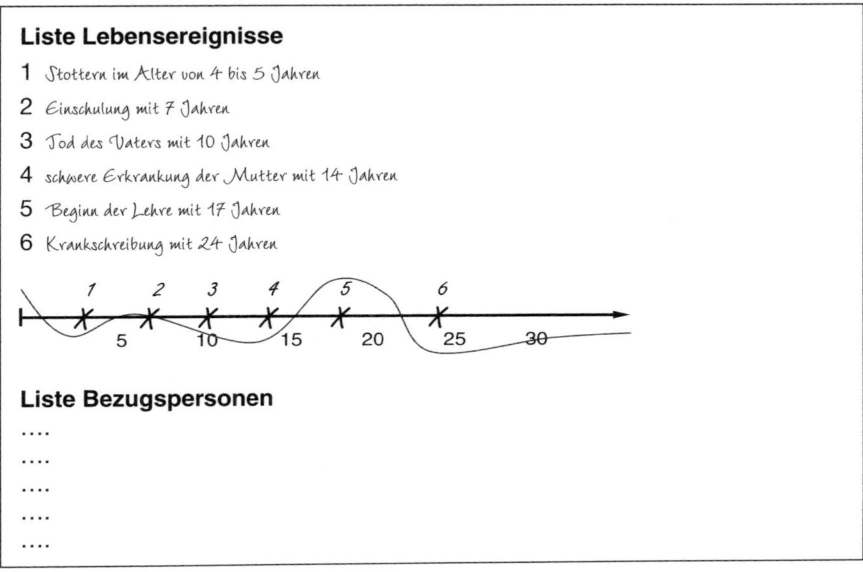

Abbildung 20: Lebenslinie – Beispiel (vgl. Ubben, 2015)

Therapeut hört ihm dabei empathisch zu, verzichtet so weit wie möglich auf eine dialogische und vertiefende Gesprächsführung und erfasst den typischen Selbstpräsentationsstil des Patienten (siehe auch Psychischer Befund).

Der Patient wird anschließend darum gebeten, in möglichst freier Rede die vorher (evtl. als Hausaufgabe) fertiggestellte Lebenslinie vorzustellen. Der Therapeut hört ihm empathisch zu, verzichtet so weit wie möglich auf eine dialogische und vertiefende Gesprächsführung und erfasst den typischen Selbstpräsentationsstil des Patienten (siehe auch Psychischer Befund).

Frage 2:

Mit welchen Gefühlen hat er vermutlich damals auf diese Ereignisse reagiert und in welcher Weise wurden seine Grundbedürfnisse dabei berührt?

Am Ende der vereinbarten Redezeit (10 bis 15 Minuten) wählt der Therapeut eine vorab vom Patienten geschilderte signifikante biografische Erfahrung (Lebensereignis, Beziehungserfahrung) aus. Er bittet diesen darum, sein damals damit verknüpftes Gefühl zu benennen. Sollte der Patient hierbei eine Hilfestellung benötigen, kann der Gefühlsstern (nach Stavemann, 2013; vgl. Abbildung 21) als Suchhilfe zur Verfügung gestellt werden.

So kann beispielsweise aus dem freien Bericht einer Patientin als biografische Schlüsselerfahrung besonders deutlich geworden sein, dass sie in

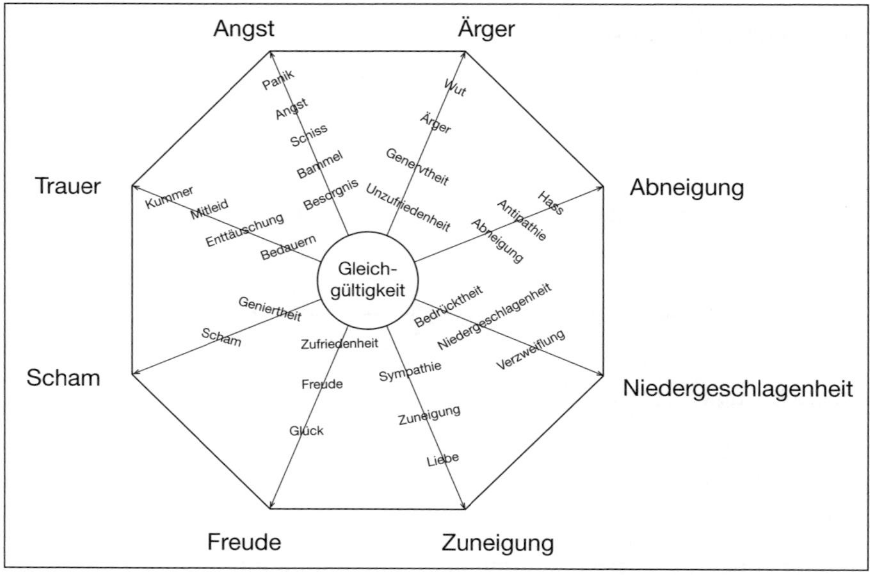

Abbildung 21: Gefühlsstern (aus: Stavemann, Frustkiller und Schweinehundbesieger. © 2013 Programm PVU Psychologische Verlagsunion in der Verlagsgruppe Beltz · Weinheim Basel)

der Kindheit und Jugend in ihrer Gleichaltrigengruppe sozial isoliert gewesen ist. Sie wird von der Therapeutin danach gefragt, mit welchen Gefühlen diese Situation damals für sie verknüpft war (z. B. Bedrücktheit und Scham). Oder den Schilderungen eines anderen Patienten lässt sich entnehmen, dass das Versterben seines Vaters, als der Patient 8 Jahre alt war, für diesen ein besonders prägendes Lebensereignis war. Mit Blick auf den Gefühlskreis identifiziert er als damals stärkste Gefühlsreaktionen Trauer und Besorgnis und erkennt diese Gefühlslagen auch in seinem heutigen Lebensalltag wieder. Oft kristallisieren sich an dieser Stelle erworbene Stimmungslagen des Patienten heraus (z. B. dysthym, ängstlich, ärgerbereit), die im Sinne von emotionalen Sollwerten dessen Affekte habituell ausrichten.

Gefühle und Stimmungen sind grundsätzlich mit bestimmten aktivierten Grundbedürfnissen der Person verknüpft. Wenn der Therapeut einen Überblick darüber hat, welche Grundbedürfnisse des Patienten auch heute besonders ansprechbar sind (im Sinne von Verletzbarkeit, Bedürftigkeit), kann er dies bei der Planung des therapeutischen Beziehungsprozesses berücksichtigen. Der Kasten zu den Grundbedürfnissen (nach Epstein, 1990) kann dem Therapeuten dabei als Suchheuristik dienen.

Grundbedürfnisse (nach Epstein, 1990)
1. *Bindung/Autonomie* – Bedürfnis nach Zugehörigkeit/Schutz – Bedürfnis nach Eigenständigkeit/Autonomie 2. *Orientierung/Kontrolle* – Bedürfnis nach Verstehen/Überblick – Bedürfnis nach Selbstwirksamkeit/Leistung 3. *Selbstwerterhöhung/Selbstwertschutz* – Bedürfnis nach Bestätigung/Anerkennung – Bedürfnis nach Souveränität/Kränkungstoleranz 4. *Lust/Erholung* – Bedürfnis nach Lusterleben/Unlustverhinderung – Bedürfnis nach Belastbarkeit/Erholung

So lässt sich bei der in der Situationsanalyse vorgestellten depressiven Patientin (vgl. Abbildung 17 und 18) herausarbeiten, dass sie in Kindheit und Jugend

a) hinsichtlich ihres Motivs nach sicherer Bindung durch ihre Mutter überfürsorglich betreut wurde;
b) durch die Anpassung an deren moralischen Werte und Leistungsnormen ihre Zuneigung und Liebe sichern konnte;
c) gleichzeitig sich aber gegenüber unvertrauten Sozialpartnern abgetrennt und ungeschützt erlebte und durch ihre Außenseiterposition häufig bedrückt und niedergeschlagen war.

Frage 3:

Welchem Typus entsprachen die damaligen Bewältigungsversuche des Patienten am ehesten?

Gefühle aktivieren bei der Person je nach Bewertungsqualität bestimmte Annäherungs- und/oder Vermeidungsmotive, und lebensgeschichtlich hat diese ein typisches Muster von Bewältigungsfertigkeiten erworben. Im Rahmen eines gesunden Bewältigungsstils kann eine Person situationsgemäß in flexibler Weise zwischen offensiv-wehrhaftem und defensiv-zurückhaltendem Verhalten variieren. Haben sich jedoch maladaptive Bewältigungsstile (siehe Kasten) herausgebildet, entwickelt sie häufig unflexible Bewältigungsmuster mit überkompensierender, vermeidend-flüchtender und hilflos-unterwürfiger Akzentuierung (vgl. Jacob & Arntz, 2014; Young, 2014).

Bewältigungsstile
• Kampf/Überkompensation • Vermeidung/Flucht • Unterordnung/Sich-Fügen

So hatte sich die oben genannte depressive Patientin den strengen Leistungsstandards ihrer übermächtigen Mutter unterworfen und vor dem Hintergrund ihres labilen Selbstwertkonzepts im schulischen Kontext überkompensierend außerordentlich gute Leistungen erkämpft.

Frage 4:

Welche dieser damals besonders notwendigen („überlebenswichtigen") Verhaltensweisen zeigen sich auch heute beim Patienten; beispielsweise als besonders rasch auslösbare Reaktionsbereitschaften – speziell auch verknüpft mit den aktuellen Problemen?

Die im folgenden Kasten aufgeführten Satzanfänge können Patienten dabei unterstützen, Selbstaussagen für eigene Schemata zu finden:

Satzergänzungen des Patienten zu eigenen Schemata (vgl. Ubben, 2015, S. 274)	
Grundannahmen/deskriptive Schemata	
Selbstbild:	Ich bin ein Mensch, der ...
Bild von den anderen:	Die anderen sind …
Bild von der Welt, dem Leben:	Die Welt/das Leben ist …
Emotionale und motivationale Schemata	
Emotionsausrichtung:	Deshalb neige ich besonders zu Stimmungen und Gefühlen wie ...
Annäherungsmotive:	Deshalb will/kann/darf ich erreichen, dass …
Vermeidungsmotive:	Deshalb muss ich verhindern, dass …, andernfalls droht ...
Reaktionsstile/Handlungsschemata	
Beziehungsstil:	Dazu gehe ich mit anderen Menschen üblicherweise so um, dass …
Problemlösestil:	Dazu gehe ich mit Anforderungen/Problemen üblicherweise so um, dass …
Selbstbetreuungsstil:	Dazu gehe ich mit mir selbst üblicherweise so um, dass …

Um Prädispositionshypothesen zu generieren, bietet sich für Therapeuten wiederum an, sich an den Grundbedürfnissen (Epstein, 1990) zu orientieren. Als weitere Heuristiken zur Operationalisierung maladaptiver Persönlichkeitsstile (bzw. Persönlichkeitsstörungen) stehen beispielsweise das „Diagnostiksystem Persönlichkeitsstörungen" (in Ubben, 2015) oder das „Persönlichkeits-Stil und Störungsinventar PSSI" (Kuhl & Kazén, 2009) zur Verfügung.

Prädispositionen als maladaptive Reaktionsbereitschaften/ Persönlichkeitsstile	
Bindung:	Ängstlich-vermeidender Interaktionsstil/narzisstisch-abwertende Beziehungsgestaltung/kalt-unnahbar im Kontakt ...
Kontrolle:	Perfektionistisches Leistungsbemühen/übervorsichtig-unentschlossen/übergewissenhaft-leistungsfixiert/ anhedonistisch ...
Selbstwert:	Labile, auf soziale Erwünschtheit eingeengte Selbstwertregulation/Bemühung um Gefühl von grandioser Wichtigkeit/sehr leicht kränkbar, narzisstisches Abwerten anderer ...
Lust/Erholung:	Unzureichende Frustrationstoleranz/fehlende Genusskultur/chronischer Regenerationsmangel/ exzessiver Gebrauch von Drogen ...

Frage 5:

Zu welchem Zeitpunkt bzw. Zeitraum markiert der Patient auf seiner Lebenszeitlinie den Beginn seiner Störung?

Frage 6:

Welche Stressoren bzw. Verstärkerverluste überlasteten damals die Bewältigungsmöglichkeiten des Patienten, sodass es zur Dekompensation (Störungsbeginn) kam?

So können bei einem Patienten mit einer narzisstischen Persönlichkeitsakzentuierung (= Prädisposition) als Dekompensationsbedingung und Beginn seiner depressiven Störung zwei zeitlich parallel aufgetretene Lebensereignisse identifiziert werden, die er im Alter von 25 Jahren erlebt hat (vgl. Abbildung 22): Ein Arbeitsplatzverlust und die von ihm außerordentlich kränkend erlebte Ehescheidung überlasten dessen Bewältigungsressourcen und münden in eine depressive Selbstregulation.

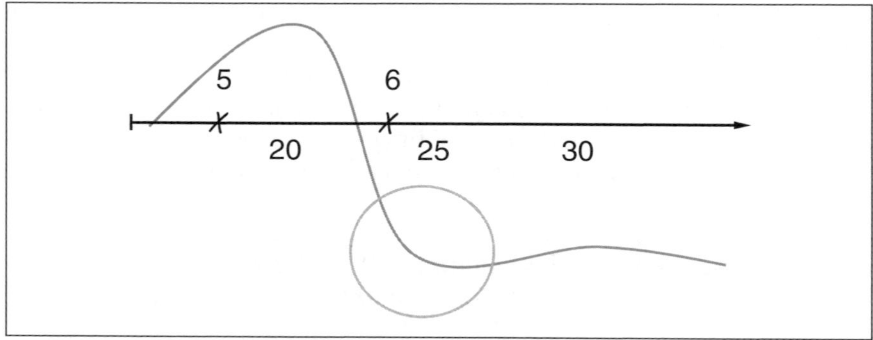

Abbildung 22: Markierung des Dekompensationszeitpunkts auf der Lebenslinie

Frage 7:

Welche Bewältigungsversuche unternahm der Patient seitdem? Kam es zu schemakonsistentem, aber maladaptivem Verhalten?

Die Antwort auf diese Frage enthält ggf. wichtige Informationen zu nutzbaren therapeutischen Ressourcen des Patienten aus bereits absolvierten (ambulanten und auch stationären) Vorbehandlungen. Ebenfalls sind dysfunktionale Bewältigungsmaßnahmen des Patienten (z. B. Überkompensation bis zum Burnout, Flucht und Vermeidung bis zur sozialen Isolation, Drogengebrauch, überhäufige Krankschreibungen, usw.) zu erfassen.

Therapeutische Gesprächsführung bei der makroskopischen Kurzanalyse

Eine solche kurz gefasste makroskopische Verhaltensanalyse lässt sich von geübten Therapeuten im Rahmen der Probatorik durchaus in einer einzigen Sitzung realisieren. Dazu wird dem jeweiligen Patienten zum Beginn der Sitzung ausdrücklich mitgeteilt, dass es sich hierbei zunächst um eine Kurzübersicht handelt und er ausschnitthaft auf seine Lebensgeschichte blicken soll. Vertiefende biografische Analysen ließen sich bei Bedarf in der Interventionsphase der Behandlung durchführen.

Der Patient wird zunächst um die Aufzeichnung der Lebenszeitlinie gebeten (siehe Frage 1). Gegenüber dem Therapeuten berichtet er in einem verabredeten Zeitabschnitt so frei wie möglich über die dort von ihm selbst eingezeichneten prägenden Lebenserfahrungen. Der Therapeut beschränkt sich hierbei soweit wie möglich auf aktives Zuhören (sowie knappe Zusammenfassungen) und entwirft für sich parallel erste Hypothesen zu biografisch markanten Schlüsselgefühlen und Bewältigungsversuchen des Patienten (siehe Fragen 2 bis 4).

Die eigenen Eindrücke gleicht er anschließend mit dem Patienten ab und bildet mit diesem eine Hypothesenbrücke zu dessen heutigen Reaktionsbereitschaften (Frage 5). Gemäß der oben genannten Frage 6 werden dann gemeinsam mit dem Patienten mit Blick auf dessen Biografie Stressoren und Verstärkerverluste identifiziert, die vermutlich zur Dekompensation, also dem Störungsbeginn, geführt haben. Frage 7 exploriert die seit Störungsbeginn vom Patienten bisher eingesetzten Bewältigungsversuche (z. B. Kompensation oder Vermeidung, Nutzung von psychosozialen Hilfssystemen, sozialmedizinische Maßnahmen wie Arbeitsunfähigkeit, Rentenantrag). Auf diesem Weg soll dem Patienten aus einer geschützten kognitiven Distanz heraus eine Übersicht zu zentralen Aspekten seiner Lebensgeschichte ermöglicht werden. Er wird dabei unterstützt, zunächst für sich persönliche Schlüsselprägungen nachzuvollziehen (Prädispositionshypothesen). Anschließend wird er über geleitetes Entdecken dabei unterstützt, Hypothesen zu den Entstehungsbedingungen seiner Störung (Dekompensationshypothesen) zu entwerfen.

Damit eine solche Kurzanalyse gelingt, wird dem Therapeuten eine anspruchsvolle professionelle Gesprächsführung abverlangt. Dessen erste Aufgabe besteht darin, die biografische Exploration des Patienten angemessen kognitiv vorzubereiten. Er kündigt keinesfalls eine weit gefasste lebensgeschichtliche „Aufarbeitung" an. Vielmehr wird der Patient angehalten, aus einer Art Vogelperspektive (siehe Lebenszeitlinie) einige prägende „Schlaglichter" auszuwählen und narrativ zu präsentieren. Die auf diese Weise fokussierten Lebensausschnitte des Patienten sind bei diesem natürlich mit sehr umfangreichen Erfahrungsnetzwerken verknüpft. Deshalb hat der Therapeut in diesem frühen Therapieabschnitt explizit auf vertiefende Explorationen zu verzichten – nicht nur wegen des erforderlichen Zeitmanagements, sondern auch angesichts der nach wenigen Sitzungen noch wenig gefestigten therapeutischen Vertrauensbeziehung und begrenzten Bereitschaft des Patienten zur Selbstöffnung. Er fokussiert den Patienten auf umgrenzte Aspekte seiner Entwicklung, stellt dazu umgrenzte Fragen und fasst dessen Antworten anschließend knapp und prägnant zusammen (vgl. auch Arbeitsblatt „Situationsanalyse 2: SRK-Modell" im Anhang, S. 121). Um dem Patienten zu den auf diese Weise erarbeiteten Ergebnissen der makroskopischen Verhaltensanalyse eine gut erinnerbare Mitnahmebotschaft zu ermöglichen, sollten hilfreiche sprachliche Formulierungshilfen angeboten werden (z. B. mithilfe der oben angeführten „Satzergänzungen", vgl. Kasten auf S. 78).

Der Therapeut benötigt diese makroskopischen Übersichtsanalysen für seine Diagnosestellung, Konzeptbildung und letztlich auch für die Dokumentation von Problemanalyse und Therapieplan im Bericht an den Gutachter (vgl. Kapitel 10). Abbildung 23 zeigt ein kurz gefasstes Modell einer Prä-

Zentrale Prädispositionen	*S (Schemaprägende Stimulusbedingungen):* Aufgewachsen als Einzelkind auf einem einsamen Bauernhof mit wenigen sozialen Kontakten, eng an die streng christlich erziehende Mutter gebunden.
	R (Reaktionsmuster): Anpassung an die mütterlichen Anweisungen, ängstlich-vermeidende Reaktion auf soziale Außenbeziehungen (Kindergarten, Schule); kompensatorisch starkes Bemühen um gute Leistungen.
	K (Resultierende Schemata): Erwerb eines dependenten, auf die Mutter bezogenen Beziehungsstils und eines perfektionistischen, das eigene Selbstwerterleben sichernden Leistungsstils.
Dekompensationsbedingungen	*S (Stressorenüberlastung/Verstärkerverlust):* Umzug zum Studienbeginn in unvertraute große Universitätsstadt, Einzug ins anonyme Studentenwohnheim.
	R (Spontanreaktionen, schemakonsistente Bewältigungsversuche): Einsamkeitsgefühle, überkompensierendes Leistungsverhalten, häufige Heimfahrten.
	K (Störungsbeginn): Zunehmende Schlaf- und Arbeitsstörungen, Verzweiflung, Flucht zur Mutter nach Hause, Rückzug ins Bett.

Abbildung 23: Prädispositions- und Dekompensationsanalyse am Beispiel einer depressiven Patientin

dispositions- und Dekompensationsanalyse am Beispiel einer depressiven Patientin.

In etwas ausführlicherer Form wird nun ein weiteres Beispiel für eine makroskopische Verhaltensanalyse dargestellt. Im Text handelt es sich um einen Patienten mit einer Zwangsstörung und Sozialen Phobie.

Prädispositionsbildung	*S Biografische Prägungserfahrungen*	Aufgewachsen als Einzelkind in norddeutscher Großstadt. Von 4 bis 12 Jahren Stottern. In der Schule sozial isoliert. Zum Vater bis zu dessen Tod (Pat. war 10 Jahre alt) liebevolle, enge Beziehung. Danach entwickelte sich eine gegenseitige Abhängigkeit zwischen zunehmend kranker Mutter und betreuendem Sohn.
	R Spontanreaktionen Bewältigungsversuche	Wegen des Stotterns zog Pat. sich in der Schule einzelgängerisch zurück. Seine defizitären sozialen Kompetenzen kompensierte er vor allem nach dem Tod des Vaters über seine dependente Beziehungsgestaltung zur Mutter. Die Berufswahl (Postdienst) traf sie für ihn. Die schulischen und später beruflichen Anforderungen versuchte er durch perfektionistisches Absicherungsverhalten zu bewältigen.
	K Emotionale, kognitive, behaviorale Schemata	Mit diesem so erworbenen dependenten und sozial zurückgezogenen Lebensstil sicherte der Pat. für sich Schutz und Bindung, allerdings eng auf die Kernbeziehung zur Mutter beschränkt. In der Schule und später am Arbeitsplatz schützte er sich durch seine Einzelgängerrolle teilweise vor befürchteten Beschämungen. Dieser extrem ängstlich-vermeidende Interaktionsstil ergab schon früh ein misserfolgsorientiertes und absicherndperfektionistisches Selbstkonzept. Bisher konnte er weder engere Freundschaften noch partnerschaftliche Beziehungen aufbauen.
Dekompensationsbedingungen	*S Stressorenzunahme Verstärkerverlust*	Auslösend für die Zwangssymptomatik war die Situation der beruflichen Überforderung (Schalterdienst, Umgang mit Geld). Krankheit der Mutter und deren Pflege verschlechterten die Befindlichkeit des Pat. zusätzlich. Durch deren Tod vor zwei Jahren verlor er seine einzige Bezugsperson und seine Alltagsstruktur.
	R Maladaptive Bewältigungsversuche	Auf die berufliche Überforderungssituation reagierte der Pat. zunächst mit perfektionistischen Kontrollversuchen (z. B. beim Schalterdienst exzessives Nachzählen von Geld). Da beim Pat. keinerlei soziale Ressourcen vorlagen und konsistent zu seinen defizitären Kontrollerwartungen steigerte er seine Kontrollversuche immer weiter und konnte sich nicht mehr hinreichend auf die korrekte Erledigung seiner beruflichen Aufgaben konzentrieren.
	K Dekompensation Störungsbeginn	So bildeten sich beim Pat. Handlungszwänge heraus, die sich bald auf den häuslichen Bereich ausweiteten. Seit seiner Krankschreibung vor einem Jahr verlässt der sozial völlig Isolierte das Haus nur noch für unbedingt notwendige Alltagserledigungen (Einkäufe, Amtsgänge).

Abbildung 24: Prädispositions- und Dekompensationsanalyse am Beispiel eines Patienten mit einer Zwangsstörung und Sozialen Phobie

9.7 Modul 7: Störungsmodell

Nachdem durch eine Reihe von Situationsanalysen die Struktur der Symptomatik herausgearbeitet und durch die makroskopische Verhaltensanalyse Hypothesen zu den Prädispositions- und Dekompensationsbedingungen der Störung generiert wurden, wird gemeinsam mit dem Patienten über geleitetes Entdecken ein übergeordnetes Störungsmodell entworfen.

Anhand der SORK-Verhaltensgleichung kann eine Übersicht zu den Schlüsselproblemen des Patienten erstellt werden (*SORK-Modell*, vgl. Abbildung 14 und das Arbeitsblatt „Störungsmodell 1: SORK-Modell" im Anhang, S. 128).

Zudem wird dem Patienten ein Modell zum dynamischen Verlauf der Symptomatik vorgestellt (*Dynamisches Basismodell*, vgl. Abbildung 15 und das Arbeitsblatt „Störungsmodell 2: Kreislaufmodell" im Anhang, S. 129). Die Informationen hierfür wurden in den beiden vorausgegangenen Sitzungen (Symptomanalysen/biografische Analyse) zusammengestellt. Mit den beiden (gemeinsam mit dem Therapeuten oder im Rahmen einer Hausaufgabe) ausgefüllten Arbeitsblättern verfügt er sowohl über ein strukturiertes SORK-Modell als auch über ein Kreislaufmodell zur Entstehung der Störung bzw. zum typischen Ablauf von Symptomepisoden. Über dem Kreislaufmodell befindet sich ein „Regiekasten" mit den störungsrelevanten Schemata. In diesen Kasten lassen sich in knapper Form die in der zweiten probatorischen Sitzung (siehe Modul 6) explorierten und als Selbstaussagen formulierten zentralen Schemata des Patienten notieren.

Für eigentlich alle zentralen Störungen im Sinne des F-Kapitels der ICD gibt es in der Literatur außerdem spezifische Vorlagen. Beispiele sind der Panik-Teufelskreis (Margraf & Schneider, 2015), die Depressionsspirale (Hautzinger, 2010) und das Modell von Clark und Wells zur Sozialen Phobie (Ubben, 2015; vgl. auch Abbildung 10 auf S. 45).

Von der Problemanalyse zur Therapieplanung

Nachdem in diesem Kapitel nunmehr mit der Beantwortung der aufgeführten sieben Module die Problemanalyse erarbeitet wurde, folgt im nächsten Schritt entlang der Module 8 bis 10 die Therapieplanung.

Miteinander verknüpfte Grundmerkmale der Verhaltenstherapie sind somit (vgl. Abbildung 25):
a) eine verhaltensanalytische Problemanalyse,
b) eine operationalisierte Zielformulierung sowie
c) ein evidenzbasierter, individualisierter und evaluierbarer Behandlungsplan.

Diese drei Elemente folgen im Verlauf der Probatorik logisch aufeinander. Im Behandlungsprozess kann darüber hinaus deren rekursiver Einsatz er-

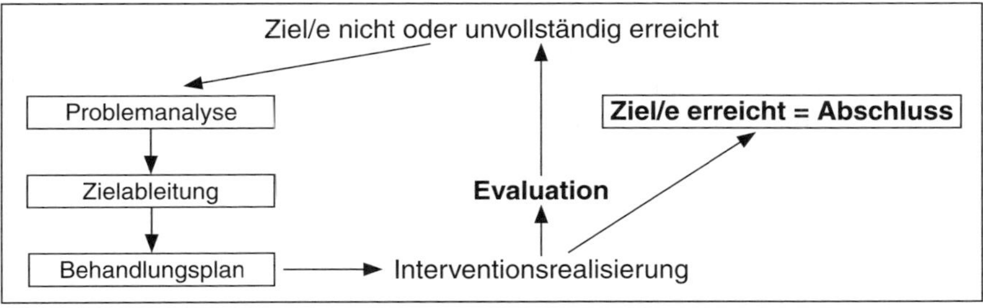

Abbildung 25: Problemanalyse – Zielformulierung – Behandlungsplan

forderlich werden. Ergibt sich beispielsweise bei der Evaluation des Therapieverlaufs, dass ein erwartetes Ergebnis oder Zwischenergebnis nicht erreicht wurde, wäre erneut eine Problemanalyse durchzuführen und müsste ggf. anschließend eine umgrenzte Revision des Behandlungsplans erfolgen. Gelingt es beispielsweise bei einer depressiven Patientin in der Behandlung nicht, durch Aktivitätsaufbau eine Stimmungsverbesserung zu erreichen, würde eine erneute Problemanalyse erfolgen. Dabei könnte sich zeigen, dass dieser Patientin von ihrem Ehemann im häuslichen Alltag in keiner Weise zugestanden wird, eigenständig über ihre Tagesgestaltung zu entscheiden. Entsprechend müsste als neues Ziel die Modifikation der Ehesystemik einbezogen werden. Konsistent zur Neuformulierung der Ziele wäre auch der Therapieplan zu revidieren. Um den neu entdeckten Störungsattraktor (gestörte Ehebeziehung) zu destabilisieren, wären entweder Paargespräche einzubeziehen, oder es erfolgt eine Allokation in Richtung der Nutzung einer Eheberatungsstelle oder paartherapeutischen Einrichtung.

Patienten gelingt es keinesfalls selbstverständlich, in der Therapie eine hinreichende Mitarbeit zu zeigen (z.B. die leitliniengemäß gebotene Intervention eines Aktivitätenaufbaus engagiert in ihrem Alltag umzusetzen). Schulte (2015) stellt eine Klassifikation von Widerstandstypen vor und erörtert im Sinne seines „Dualen Modells der Therapieplanung“ motivationstheoretische Grundlagen dafür, weshalb Patienten das für einen Therapieerfolg erforderliche Basisverhalten nicht einbringen. Widerstand kann als Eigenschaft („trait“) im Sinne einer Persönlichkeitseigenschaft vorliegen.

Beispiel:

Eine Patientin fühlt sich generell dann zu Widerstand provoziert, „wenn etwas von ihr erwartet wird, was nicht ihren Vorstellungen entspricht“. Diese Reaktionsbereitschaft hat sie lebensgeschichtlich erworben. In ihrem Elternhaus war sie einem autoritären, Unterwerfung fordernden Erziehungsstil ausgesetzt und hat seit dem Jugendalter eine ausgeprägte Reaktanzhaltung entwickelt. Diese ist auch im Erwachsenenalter leicht auslösbar geblieben und wird in der therapeutischen Zusammenarbeit bei Hausaufgaben aktualisiert.

Einschränkungen im Basisverhalten von Patienten können ebenfalls durch aktuelle Bedingungen (Widerstand als „state“) zustande kommen. So ist der Widerstand von depressiven Patienten häufig auch störungsbedingt zu verstehen – Inaktivität ist eine Folge der depressiven Erkrankung selber. Das gilt vergleichbar auch für Patienten mit Agoraphobie, die sich störungsbedingt konsistent zu ihrer habituellen Vermeidungshaltung zunächst einer Reizkonfrontationsbehandlung entgegenstellen oder sich aufgrund ihres Bemühens um soziale Erwünschtheit ohne wirkliche Bereitwilligkeit nur halbherzig den Angstbedingungen aussetzen.

Eine explizite Aufgabe des Therapeuten besteht deshalb darin, den Patienten in der therapeutischen Zusammenarbeit an die erforderlichen interaktionellen und motivationalen Bedingungen heranzuführen. Die Förderung von Problembewusstsein und Therapieakzeptanz als auch von Bereitwilligkeit zur therapeutischen Mitarbeit und dem Umsetzen von Transferschritten im Alltag verlangt nicht selten explizite therapeutische Interventionen. Schulte (2015) stellt hierfür ein eigenes Motivationsförderungsprogramm zur Verfügung. Erst wenn Patienten mithilfe geeigneter Maßnahmen hinreichende motivationale Voraussetzungen aufbauen konnten, verfügen sie über die erforderlichen Grundlagen (Kooperationsbereitschaft), um die gebotenen methodischen Strategien umzusetzen.

9.8 Modul 8: Zielableitung und Prognoseeinschätzung

Zuordnung individueller Ziele zu den Variablen des SORK-Störungsmodells. Es ist durch den Therapeuten dafür zu sorgen, im Einverständnis mit dem Patienten Therapieziele abzuleiten, die konsistent zu den vorher eingegrenzten Problemmustern sind. Dazu sollte der Therapeut die vorher gemeinsam mit dem Patienten erarbeitete Problemübersicht vor Augen haben, bevor den einzelnen Problemmerkmalen sinnvolle Zielalternativen gegenübergestellt werden (vgl. auch die Arbeitsblätter „Fragen zur Problemanalyse und Zielableitung“ und das Arbeitsblatt „Von der Problemanalyse zu den Zielen“ im Anhang, S. 130–132). Zur eigenen Planung der therapeutischen Prozesssteuerung tragen sie zunächst in die linke Spalte die Ergebnisse ihrer Motivations- und Interaktionsanalyse ein. In die rechte Spalte werden darauf bezogene Alternativen als Prozessziele eingetragen. Dann ordnen Sie den im Rahmen der Problemanalyse geklärten SORK-Bedingungen in der rechten Spalte die SORK-Ergebnisziele zu (vgl. Abbildung 26).

Bei der Formulierung von Ergebniszielen ist der Patient maximal in die Zielableitung einzubeziehen. Nur dann, wenn die Ziele für ihn plausibel sind, kann mit seiner bereitwilligen Mitarbeit gerechnet werden. Wei-

	Schlüsselprobleme	Schlüsselziele
Prozess	**Motivation**	**Motivation**
	• Die eigene Angstsymptomatik ist für die Patientin nicht in Einklang mit ihrem autonomiebetonten Selbstkonzept zu bringen und verunsichert ihre Kontrollattributionen erheblich • Die Pat. erwartet von der Therapeutin Tricks und Kampfmittel gegen die Angst • …	• Herstellung einer offenen Auseinandersetzung der Patientin mit ihrer Angststörung und Integration der persönlichen Bedeutung der lebensbedrohlichen Erfahrung einer Krebserkrankung • Verzicht auf die dysfunktionale Erwartung an die Rolle der Therapeutin und Bereitwilligkeit zur Modifikation des eigenen Denkens und Handelns entwickeln • …
	Interaktion	**Interaktion**
	• Zunächst forsches Auftreten gemäß dem Image einer energischen Frau, die weiß, was sie will, dann aber bei emotionaler Aktivierung der Ängste Wechsel in eine dependent-kindlich wirkende Hilfesuchende • …	• Herstellung von therapeutischem Basisverhalten wie Hilfesuche, Selbstöffnung, Mitarbeit, Umsetzung von Hausaufgaben … • …

Abbildung 26: Von der Problemanalyse zu den Zielen – Beispiel

terhin ist es motivational wesentlich, dass die abgeleiteten Ziele hinreichend präzise formuliert sind und dem Patienten praktisch erreichbar erscheinen.

Nachdem der Patient über ein transparentes SORK-Störungsmodell verfügt, ermöglicht der Therapeut ihm auf dem Wege des geleiteten Entdeckens seinen in diesem Modell eingegrenzten Schlüsselproblemen plausible, präzise, praktisch erreichbare Schlüsselziele gegenüberzustellen. In Abbildung 27 werden zunächst einige Problem- und-Zielformulierungen in einer für den Patienten greifbaren Sprache aufgelistet. Außerdem folgen Formulierungen, wie der Therapeut die Problem-Ziel-Gegenüberstellungen in seinem Bericht an den Gutachter fachlich ausführen kann (siehe Abbildung 27).

Abbildung 27 zeigt am Beispiel der bereits bekannten Patientin, die unter einer Agoraphobie mit Panikstörung leidet, die Brücke von den Schlüsselproblemen zu den Schlüsselzielen. Die hier genannte außerordentlich leistungsorientierte und interaktionell dominante Patientin hatte während ihrer Rehabilitationszeit nach einer Krebserkrankung eine Angststörung entwickelt. Sinnvollerweise sollten die Problem- und Zielformulierungen über geleitetes Entdecken zunächst von der Patientin formuliert werden,

Symptomatik	R (Formulierung Patient)	1. Meine Kaufhauszustände 2. Dann denke ich nur noch das Schlimmste. 3. Nichts wie weg und Retter suchen.	1. Ich will normal einkaufen können. 2. Beim Einkaufen will ich ruhig und gelassen meinen Zettel abarbeiten. 3. So lange da bleiben, bis ich ruhig und sorgfältig alles im Wagen habe.
	R (Formulierung Therapeut)	1. Exzessive Angstreaktionen bei Kaufhausaufenthalten 2. Angstfokussierte Aufmerksamkeit, katastrophisierende Gedankenketten 3. Flüchtendes und hilfesuchendes Verhalten	1. Abbau der konditionierten Angstreaktionen in Kaufhaussituationen 2. Kognitives Nachvollziehen des Angstteufelskreises und Erlernen funktionaler Aufmerksamkeitssteuerung 3. Abbau der Vermeidungs- und Fluchtreaktionen bei Angstaktivierung und bereitwilliges Durchstehen des Habituationsprozesses
	S (Formulierung Patient)	1. Vorher bin ich schon so was von hektisch. 2. Ich rechne sowieso total damit, dass das wieder losgeht, kaum bin ich im Kaufhaus.	1. Einfach mal ruhig und gelassen den Tag starten und auch mal auspusten. 2. Lass das vorbeiziehen und konzentriere dich auf das, was du vorhast.
	S (Formulierung Therapeut)	1. Habituelle Hektik, chronisch erhöhtes Erregungsniveau 2. Erwartung kritischer emotionaler und physiologischer Reaktionen	1. Selbstregulierte Beruhigung des allgemeinen Erregungsniveaus 2. Korrektur der situationsbezogenen Erwartungen von eskalierenden emotionalen und körperlichen Reaktionen
	K (Formulierung Patient)	1. Dass die Angst nur durch Flucht weggeht. 2. Erst, wenn andere sich um mich kümmern, wieder zur Ruhe kommen.	1. Dass die Angst, wenn sie kommt, von alleine weggeht. 2. Andere brauche ich nicht, um das zu schaffen.
	K (Formulierung Therapeut)	1. Angstabnahme nach Flucht 2. Kurzfristige Entlastung durch Fürsorge von Sozialpartnern	1. Angstabnahme bei Verbleib im Kaufhaus (Habituation) 2. Eigenständige Angstbewältigung, hinreichende Selbstfürsorge
Schemata	O (Formulierung Patient)	1. Entweder, ich habe alles 100 %-ig im Griff, oder die Katastrophe nimmt ihren Lauf! 2. Wer nicht spurt und meinen Anweisungen nicht folgt, kriegt von mir Wind von vorne.	1. Kontrolle ist gut, aber ich kann auch mit Situationen umgehen, wo ich nicht alles im Griff habe. 2. Freundlich bleiben und andere auch mal so lassen, wie sie eben sind.
	O (Formulierung Therapeut)	1. Perfektionistische Kontrollstandards 2. Autoritäres Dominanzverhalten	1. Lockerung des Perfektionismus 2. Aggressiv-dominanten Beziehungsstil zurücknehmen

Prognoseerörterung

Prognostisch positive Faktoren: Prognostisch positiv sind die relativ kurze Störungsdauer, die hohe kognitive Strukturiertheit der Patientin sowie die allgemein positive Behandlungsprognose für agoraphobische Störungen zu bewerten.

Prognostisch einschränkende Faktoren: Prognostisch einschränkend zu beurteilen ist der vermutlich nur begrenzt beeinflussbare dominante und Selbstwirksamkeit einfordernde Persönlichkeitsstil.

Abbildung 27: Von der Problemanalyse zu den Zielen – geleitetes Entdecken

bevor der Therapeut in eigener Fachsprache seine Planung formuliert (vgl. auch das Arbeitsblatt „Von der Problemanalyse zu den Zielen“ im Anhang, S. 132).

Um den Patienten direkt an die Formulierung seiner eigenen Therapieziele heranzuführen, lassen sich SORK-Übersichten wie in Abbildung 27 nutzen. So kann der Therapeut ein Arbeitsblatt vorbereiten, in das er in die linke Spalte die vorher in der Problemanalyse mit dem Patienten geklärten SORK-Bedingungen einträgt. Anschließend wird der Patient Schritt für Schritt dabei begleitet, in die rechte Spalte SORK-Alternativen einzutragen. Eine solche Vorstrukturierung durch den Therapeuten kann dem Patienten erheblich das geleitete Entdecken persönlicher Therapieziele erleichtern.

9.9 Modul 9: Therapieplanung

Der Therapeut leitet aus seinem Behandlungswissen einen Therapieplan ab. Zum einen greift er dazu auf diagnosebezogene Behandlungsempfehlungen zurück, wie sie mit evidenzbasierten Leitlinien oder Manualen bereit gestellt werden. Soweit wie nötig passt er die Behandlungsstrategie an die individuellen Störungsbedingungen und motivationalen Voraussetzungen des Patienten an (siehe auch Punkt 6.2 im Bericht an den Gutachter im Kapitel 10).

Abbildung 28 führt in der linken Spalte die vorher eingegrenzten Schlüsselziele des Patienten. Der Therapeut bezieht seine Behandlungsplanung konsistent auf diese Ziele. Dazu ordnet er in der gegenüberliegenden rechten Spalte den aufgeführten SORK-Problembedingungen die jeweils geplanten zielführenden Maßnahmen zu. Dabei werden zunächst diagnosebezogene Leitlinien und Manuale zusammengestellt, die für die anstehende Behandlung nutzbar erscheinen. Danach erfolgt eine individualisierte, den Teilproblemen des Patienten zugeordnete Zuordnung von passenden Methoden und Techniken (vgl. auch Arbeitsblatt „Von den Zielen zum Behandlungsplan“ im Anhang, S. 133f.).

9.10 Modul 10: Evaluation und Therapieabschluss

Die Evaluation der Behandlungsergebnisse erfolgt prozessbegleitend sowie am Therapieende. Während für die Prä-Post-Messung sinnvollerweise testdiagnostische Standardinstrumente verwendet werden sollten, bieten sich für den Therapieverlauf auch leichter handhabbare individualisierte Zielerreichungsskalen an.

		Ziele gemäß Störungstheorie	Nutzbare Leitlinien und Manuale
Evidenzbasierte Standards		– Der Patientin eine Orientierung zu Panikstörungen ermöglichen – Erstellung eines individuellen Störungsmodells – Abbau des Vermeidungsverhaltens und Bewältigungserfahrung ermöglichen – Vorwegnahme erneuter Angstepisoden und Umgang mit potenziellen Belastungsfaktoren lernen	– Psychoedukation – Geleitetes Entdecken/Verhaltens-/Gedankenexperimente – In-vivo-Expositionstraining – Rückfallprophylaxe → Manual: Zwick & Hautzinger (2017)
		Individualisierte Prozessziele (Motivation/Interaktion)	**Prozessplanung**
Prozessbedingungen		– Aufbau einer offenen Auseinandersetzung der Patientin mit ihrer Angststörung – Verzicht auf die dysfunktionale Erwartung an den Therapeuten, dass dieser als raschen Service „Tricks und Kampfmittel“ gegen die Angst liefert	– Motivorientierte Beziehungsgestaltung, hier: anfangs Beschränkung der Beziehungsangebote auf expertisebezogene sachliche Rückmeldung, Information und Instruktion bei ausdrücklicher Würdigung der hohen Autonomieressourcen der Patientin – Zunehmende Übergabe von Selbstregulationsaufgaben an die Patientin bei Rücknahme von therapeutischen Rückversicherungshilfen – Sukzessive Hinzunahme empathischen Konfrontierens zum dysfunktionalen Interaktionsverhalten der Patientin
		Schlüsselziele gemäß Verhaltensanalyse	**Geplante Techniken, Methoden**
Symptomatik	R	– Kognitives Nachvollziehen des eigenen Angstkreislaufs und Aufbau einer Bereitwilligkeit zur Mitarbeit – Abbau der Paniksymptomatik und des agoraphobischen Vermeidungsverhaltens – Abbau der negativen Selbstaufmerksamkeitsprozesse – Anpassung an die körperlichen Umstellungsprozesse nach der Schilddrüsen-OP	– Kognitive Vorbereitung der Konfrontationsbehandlung mit „teach-back“ durch die Patientin und Einbeziehung des Ehemannes als Cotherapeuten – Realisierung einer Angstexposition in vivo, anfangs begleitet, dann selbstreguliertes Weiterüben – Achtsamkeitstechniken (Detached mindfulness nach Wells) – Einführung und Supervision eines körperlichen Regenerationsprogramms
	S	– Selbstreguliertes Reduzierung des chronisch erhöhten Stressniveaus – Wiederannäherung an den beruflichen Kontext	– Einüben von PMR und Achtsamkeitstechniken – Therapeutisch begleiteter Wiedereinstieg in den Beruf bei paralleler Umsetzung der erlernten Selbstregulationstechniken
	K	– Abbau der Verstärkerdeprivation des Krankenstandes – Verbesserung der Verstärkerbilanz, Abbau des flüchtend-vermeidenden Verhaltens, Aufbau euthymen Verhaltens	– Berufliche Wiedereingliederung – Realisierung des Expositionsrationals, ggf. Einsatz von Modulen der euthymen Therapie
	O	– Beginn einer selbstkritischen Reflexion des einseitig leistungsorientierten Selbstwertkonzeptes und Integration der existenziellen Erfahrung einer lebensbedrohenden Erkrankung in das Selbstkonzept der Patientin	– Sokratische Dialoge zur Lockerung der überakzentuierten Standards der Patientin und zur Integration ihrer existenziellen Erfahrungen – Nutzung von ACT-Techniken zur Neuorientierung persönlicher Werte und Lebensziele

Abbildung 28: Von den Zielen zum Behandlungsplan (Beispiel: Agoraphobie mit Panikstörung – F 40.01)

Therapeuten können die therapeutischen Fortschritte ihrer Patienten auf verschiedene Weise messen. Es lassen sich Wiederholungsmessungen üblicher Standardtests wie BDI, SCL-90, AKV o. Ä. vornehmen, oder es wird gezielt ein Fragebogen zur Evaluation von Therapieverläufen eingesetzt. Ein entsprechendes Messinstrument steht beispielsweise mit dem FEP-2 (Lutz & Böhnke, 2008) zur Verfügung. Dort werden über den Verlauf der Behandlung mit 40 Items vier Dimensionen therapeutischer Ergebnisse gemessen: Wohlbefinden, Symptombelastung, Inkongruenz und interpersonelle Probleme. Die intermittierend während der Behandlung erhobenen Ergebnisse geben zum einen differenzielle Rückmeldungen zu Therapiefortschritten, machen zum anderen aber auch zu bearbeitende Prozessprobleme oder Barrieren erkennbar.

Damit Patienten einen konkreten Blick dazu erhalten, inwieweit sie sich ihren selbstgesetzten Zielen genähert haben, bietet sich die Verwendung von Zielerreichungsskalen an (Goal-Attainment-Scaling). Während des Behandlungsverlaufs – beispielsweise regelmäßig zu Beginn der Sitzung – kann gemeinsam mit dem Patienten ein Blick auf den (Zwischen-) Stand von dessen Zielerreichung („Baustellen") geworfen werden und auf diese Weise relevante Tagesordnungspunkte identifiziert werden (vgl. Abbildung 29 und Arbeitsblatt „Zielerreichungsskala" im Anhang, S. 135).

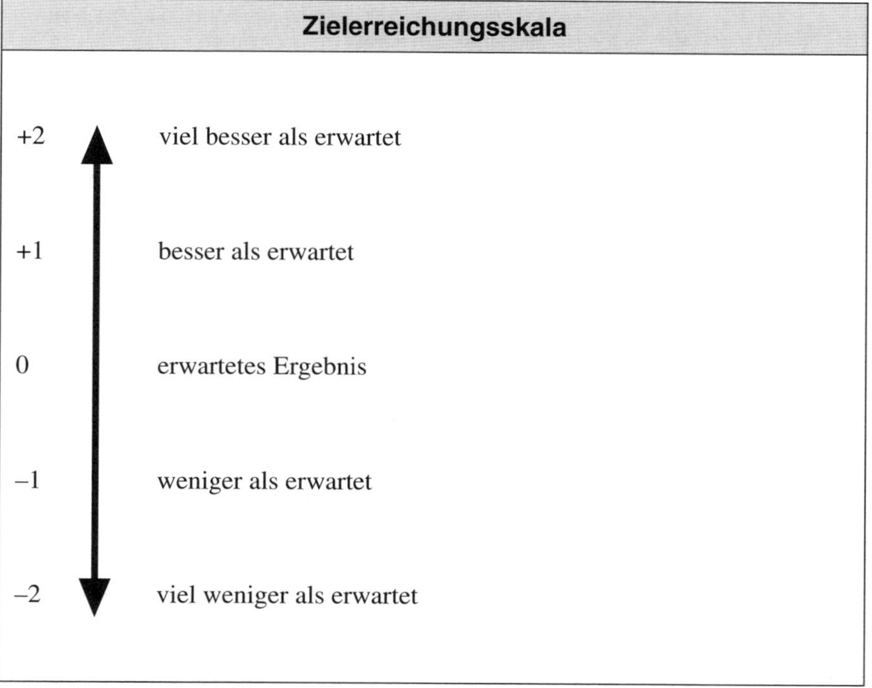

Abbildung 29: Zielerreichungsskala

Je konkreter die einzelnen Zielerreichungskriterien operationalisiert werden (z.B. durch Häufigkeiten bestimmter angezielter Verhaltensweisen), umso objektiver bilden die angegebenen Werte die vom Patienten erreichten Fortschritte ab. Äquivalent kann auch eingeschätzt werden, zu wie viel Prozent ein bestimmtes (mehr oder weniger objektiviertes) Ziel erreicht wurde.

Aufgabe des Therapeuten in der Abschluss- bzw. Integrationsphase der Verhaltenstherapie ist auch die Sicherung von Selbstmanagementressourcen und die Stärkung der Eigenverantwortlichkeit des Patienten für eine weitere Auseinandersetzung mit zukünftigen kritischen Situationen.

Tabelle 4: Mögliche Evaluationsfragen für die Erstellung eines Therapieberichts durch den Patienten (in Anlehnung an Steil et al., 2001)

Übersicht	1. Worin bestanden meine Probleme zu Beginn der Therapie? 2. Was hatte ursprünglich dazu geführt, dass ich diese Probleme entwickelt habe? 3. Was habe ich über mich bzw. über meine problematischen Anteile verstanden? 4. Was hat mir geholfen, die Störung zu bewältigen?
Im Einzelnen	5. Mit welchen Situationen hatte ich zu Beginn meiner Störung Probleme? 6. Welche meiner Gedanken und Handlungsweisen waren dabei problematisch? 7. Zu welchen ungünstigen Konsequenzen haben die Gedanken und Handlungsweisen immer wieder geführt? 8. Wie kann ich inzwischen in solchen Situationen mit meinen Gedanken umgehen? 9. Durch welches Verhalten erreiche ich in solchen Situationen bessere Konsequenzen? 10. Wie kann ich das weiter ausbauen, was ich im Laufe der Therapie gelernt habe?
Für die Zukunft	11. Welche Dinge/Stolpersteine könnten in Zukunft einen Rückfall und bei mir erneut das alte problematische Verhalten auslösen? 12. Wie sollte ich mit schwierigen Situationen in der Zukunft umgehen? Worauf will ich dann besonders achten? 13. Wenn ich einen Rückfall habe und meine Probleme wieder auftreten, was kann ich dann tun? 14. An welche Dinge, die ich in der Therapie gelernt habe, möchte ich mich dann erinnern? 15. Wo möchte ich in zwei Jahren stehen?

Um dem Patienten abschließend zu ermöglichen, eine klare kognitive Repräsentation seiner therapeutischen Mitnahmebotschaften zu formulieren, bietet es sich für den Schlussabschnitt an, einen schriftlichen Therapierückblick zu verfassen. Steil et al. (2001) schlagen in ihrem Manual zur Behandlung von Sozialen Phobien im Jugendalter vor, die Patienten am Ende des therapeutischen Prozesses um einen schriftlichen „Therapiebericht" zu bitten. Dieses Vorgehen lässt sich auch auf Erwachsene und andere Störungen übertragen (vgl. Tabelle 4 sowie Arbeitsblatt „Therapiebericht des Patienten/der Patientin: Mögliche Evaluationsfragen“ im Anhang, S. 136). Durch seine Antworten im Therapiebericht formuliert der Patient einen Text, der ihm für die Zeit nach der Therapie als Mitnahmebotschaft bzw. Erinnerungshilfe zur Verfügung steht. Anschließend bietet sich an, auch aus analoger Sicht den therapeutischen Lern- und Entwicklungsprozess zu repräsentieren (vgl. Abbildung 30).

Komplementär zur kognitiven Erfassung der Therapieerfahrungen mithilfe eines Therapieberichts kann für die Erfassung von Veränderungen auf der Selbstkonzeptebene auch eine Abbildung des Selbstbildes genutzt werden (vgl. Abbildung 30 sowie das Arbeitsblatt „Mein Selbstbild“ im Anhang, S. 137).

Vergleich zwischen Therapiebeginn und Therapieende:

1. Was spüre ich im Nacken, trage ich auf meinen Schultern? Welche Veränderungen spüre ich dort?
2. Was geht mir durch den Kopf?
3. Was liegt mir am Herzen, spüre ich auf der Brust?
4. Was habe ich in der Hinterhand?
5. Was ist mein Fundament?
6. Worauf ist meine Energie gerichtet?
7. Was ist mein Stolperstein?

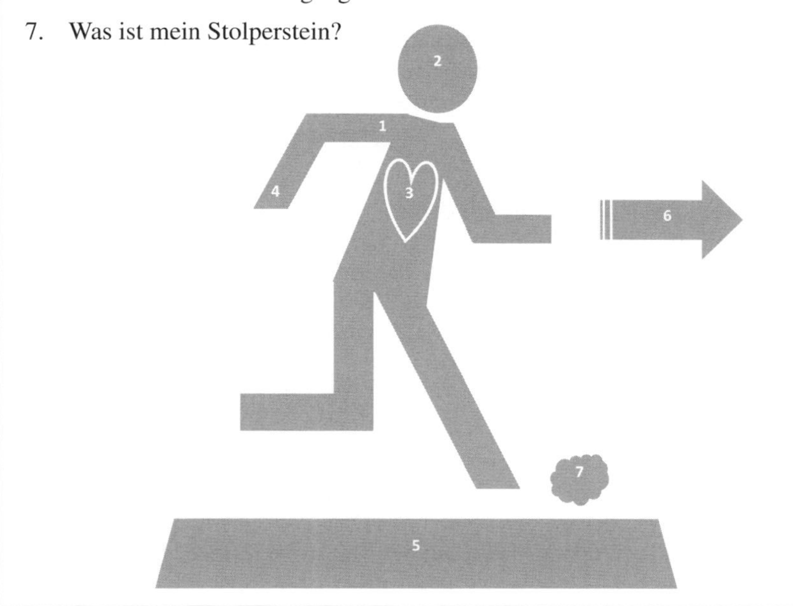

Abbildung 30: Mein Selbstbild (aus: Ubben, Verhaltenstherapeutische Selbsterfahrung, S. 153 © 2013 Beltz Verlag in der Verlagsgruppe Beltz · Weinheim Basel)

10 Dokumentation von Problemanalyse und Therapieplanung

10.1 Einführung

Damit Verhaltenstherapeuten mit ihren Patienten ein konsistenter Behandlungsprozess gelingt, sollten sie zweierlei schriftlich dokumentieren:

1. Das Ergebnis der Problemanalyse, also den psychischen und somatischen Befund, die Verhaltensanalyse und Diagnosestellung und
2. den Therapieplan, also die aus der Problemanalyse abgeleiteten und mit dem Patienten verabredeten Therapieziele sowie die Konzeptualisierung der geplanten Behandlung.

So erhalten sie einen fundierten Leitfaden, an dem sie sich während der Behandlung orientieren können. Im Sinne einer kontrollierten Praxis erheben sie begleitend zum Behandlungsverlauf regelmäßig Evaluationsdaten und stimmen ihr therapeutisches Vorgehen regelmäßig darauf ab (rekursive Therapieplanung).

Außerdem lässt sich auf diese Weise ein Text generieren, der die Anforderungen an den Bericht an den Gutachter erfüllt. Der Bericht ist als kurz gefasster Text zu erstellen und muss hinreichend aussagefähig sein, damit der Gutachter als unabhängiger Experte die Notwendigkeit, Zweckmäßigkeit und Wirtschaftlichkeit der geplanten Psychotherapie beurteilen kann.

Dieses Kapitel enthält eine Liste von Fragen, durch deren schriftliche Beantwortung die beiden genannten Aufgaben erfüllt werden. Die Fragenliste orientiert sich eng am Informationsblatt der Kassenärztlichen Bundesvereinigung zum Verfassen von Berichten an den Gutachter. Dieses zunächst für alle Richtlinienverfahren geltende Informationsblatt ist hier auf das Verfahren Verhaltenstherapie abgestimmt (vgl. Kapitel 10.2).

Bezogen auf die Fragenliste werden drei beispielhafte Berichte vorgestellt (vgl. Kapitel 10.3 bis 10.5).

Gemäß der Vorgabe der Kassenärztlichen Bundesvereinigung (2017, Formblatt PTV3: Leitfaden zur Erstellung des Berichts an den Gutachter) sollte sich der Text möglichst auf *zwei Seiten* (DIN A4) beschränken. (Die auf S. 97ff. dargestellten Beispielberichte erfüllen weitgehend diese Vorgabe.)

10.2 Bericht an den Gutachter – Fragencheck

Tabelle 5 enthält eine Fragenliste (bezogen auf die Verhaltenstherapie) für die Abfassung des Berichts an den Gutachter, die sich eng am Informationsblatt der Kassenärztlichen Bundesvereinigung anlehnt (vgl. auch Arbeitsblatt „Bericht an den Gutachter – Fragencheck“ im Anhang, S. 138f.).

Tabelle 5: Fragencheck Verhaltenstherapie für den Bericht an den Gutachter

Punkt 1: Relevante soziodemografische und sozialmedizinische Daten (in Stichworten)	
1.1	*Soziodemografische Daten:* Alter/Geschlecht/Familienstand/Kinder/Beruf bzw. Ausbildungsstatus
1.2	*Sozialmedizinischer Status:* ggf. AU, EU, Rente, Reha, laufendes Rentenverfahren
Punkt 2: Symptomatik/Psychischer Befund	
2.1	Wie und in welcher Ausprägung zeigt sich die berichtete Symptomatik auf den Reaktionsebenen?
2.2	Wie nimmt der Therapeut bzw. die Therapeutin den Interaktionsstil des Patienten im Gespräch wahr?
2.3	Weisen Beziehungsverhalten und Störungsverständnis des Patienten und auf eine Persönlichkeitsstörung hin?
2.4	Zeigen sich psychopathologische Auffälligkeiten im Sinne des AMDP-Systems?
2.5	Welche planungsrelevanten testdiagnostischen Befunde liegen vor?
Punkt 3: Somatischer Befund	
3.1	Liegen somatische Befunde vor, die aus ärztlicher Sicht die Indikation für eine ambulante Psychotherapie infrage stellen?
3.2	Erfolgt/e eine für die geplante Psychotherapie relevante ärztlich-somatische Behandlung?
3.3	Befindet sich die Patientin bzw. der Patient parallel in psychiatrischer Behandlung? (ggf. Nennung der verordneten Psychopharmaka)
3.4	Betreibt die Patientin bzw. der Patient einen Suchtmittelkonsum? (ggf. spezifizieren)
3.5	Erfolgten bereits psychotherapeutische, psychosomatische, psychiatrische Vorbehandlungen (ggf. Epikrisen oder Entlassungsbericht/e beifügen), bzw. sind für die nächste Zeit (ggf. zusätzlich zur beantragten Psychotherapie) psychiatrische, psychosomatische (Reha-)Maßnahmen geplant, beantragt?
Punkt 4: Makroskopische und Funktionale Verhaltensanalyse	
4.1	*Makroskopische Verhaltensanalyse:* Prädispositions- und Dekompensationshypothesen – *Biografische Prägungen:* Welche signifikanten lebensgeschichtlichen Prägungserfahrungen der Patientin bzw. des Patienten haben vermutlich bei dieser/diesem zur Entwicklung bestimmter prädisponierender Reaktionsbereitschaften (emotionale Vulnerabilitäten, maladaptiver Beziehungs-/Bewältigungsstil) geführt? (+ ggf. Ressourcenanalyse) – *Störungsbeginn:* Welche Belastungsereignisse (Stressorenzunahme/Verstärkerverluste) überforderten vermutlich deren/dessen Bewältigungsressourcen, sodass es zur Dekompensation kam?

Tabelle 5: Fortsetzung

4.2 *Funktionale Verhaltensanalyse:* Aufrechterhaltungsbedingungen der Störung
- *Kontingenzbedingungen:* Welche der Symptomatik regelhaft vorausgehenden Stimulus- bzw. welche nachfolgenden Konsequenzenbedingungen halten diese aktuell aufrecht?
- *Schemakonsistenzen:* Welche Schemata (Reaktionsstile, Oberpläne, Grundannahmen) und systemischen Bedingungen treiben die Symptomatik an? Werden bestimmte Schemata und/oder systemische Bedingungen durch die Symptomatik aufrechterhalten bzw. geschützt?

Punkt 5: Diagnose

5.1 *ICD-Diagnose:* Welche gesicherte/n ICD-Diagnose/n kann/können bei der Patientin/bei dem Patienten festgestellt werden?

5.2 *Differenzialdiagnostik:* Wurden bestimmte infrage kommende Diagnosen ausgeschlossen?

Punkt 6: Behandlungskonzeption und Prognose

6.1 *Indizierte Leitlinien*
- An welchen evidenzbasierten Konzepten bzw. Leitlinien soll sich die Behandlung orientieren?

6.2 *Prozessplanung*
- Welche motivationalen und interaktionellen Bedingungen sind hier für einen konstruktiven therapeutischen Arbeitsprozess herzustellen bzw. zu modifizieren?
- In welcher Weise sollen die genannten Prozessziele erarbeitet werden?

6.3 *Ergebnisplanung*
- Welche Störungsbedingungen („Problem-SORK") sollen wohin modifiziert („Ziel-SORK") werden?
- Welche individualisierten Interventionen und Strategien sind hierzu geplant?

6.4 *Prognose*
- Welche prognostisch positiven bzw. einschränkenden Faktoren hinsichtlich der Erreichung der o. g. Therapieziele lassen sich identifizieren?

6.5 *Planung von Therapieumfang und -setting*
- Wie viele Therapiestunden sind zur Erreichung der o. g. Ziele vorgesehen?
- Setting: In welchem Verhältnis sind Einzel- und Gruppensitzungen geplant?
- Bei geplanten Expositionsblöcken: Wie viele mehrstündige Blöcke sind geplant?

Punkt 7: Zusätzlich erforderliche Angaben bei einem Umwandlungs- oder Fortführungsantrag

7.1 *Diagnoseabgleich*
- Trifft die Anfangsdiagnose noch zu, wurde sie differenziert, erweitert, revidiert?

7.2 *Bisheriger Behandlungsverlauf*
- Wie viele Behandlungsstunden erfolgten bisher?
- Welche Ergebnisse wurden im bisherigen Behandlungsverlauf erreicht?

7.3 *Indikation für den Umwandlungs-/Fortführungsabschnitt und Planung*
- Aus welchen (besonderen) Gründen erscheint eine Weiterbehandlung notwendig?
- Wie wird die beantragte Umwandlungs- bzw. Fortführungsphase konzipiert?

10.3 Bericht 1 – Patientin mit Agoraphobie und Panikstörung

Punkt 1: 52-jährige kaufmännische Angestellte, verheiratet, 1 Tochter, AU seit 9 Monaten.

Punkt 2: *Kognitiv-emotional*: Selbstaufmerksamkeit auf körperliche Dysfunktionen gerichtet; bei den wenigen außerhäusigen Situationen, die sie derzeit noch unbegleitet aufsucht, entstehen aus ihrer Angst erwartenden Selbstaufmerksamkeit heraus katastrophisierende Gedankenketten mit drängenden Überlegungen zur Erreichbarkeit von Sicherheitssignalen (Arztpraxis). Befürchtungen bzgl. weiterer Angstanfälle sowie Sorgen wg. der verzögerten Wiederaufnahme ihrer Berufstätigkeit. Aggressiv-gereizte Stimmung. Sehr ausgeprägte Verantwortlichkeitshaltung, eng an die eigene Leistungsfähigkeit geknüpftes Selbstwerterleben. *Handlungsebene:* In Alltagssituationen außerhalb ihrer Wohnung versucht Frau B. durch beschleunigtes Absolvieren der notwendigen Erledigungen, dem Aufkommen eines Angsterlebens zuvorzukommen. Kommt es in der Öffentlichkeit zu gesteigerter Angst, flüchtet sie aus der Situation und wendet sich Hilfe suchend an erreichbare Passanten. Die *physiologische Ebene* wird durch die körperlichen Umstellungsprozesse nach der kürzlich erfolgten operativen Schilddrüsenentfernung beeinflusst. Hyperventilierende Fehlatmung. *Interaktion:* Macht anfangs fordernd-dominant das Image einer Frau auf, die weiß, was sie will. Bei ihren verzweifelten und dabei authentischen Schilderungen der Angstsymptomatik zeigt sie sich dem Therapeuten allerdings in einer dependent-kindlich wirkenden Hilfesuche. Die Ängste sind für Frau B. nicht mit ihrem autonomiebetonten Selbstbild in Einklang zu bringen, werden kränkend erlebt. *Psychopatholog. Befund:* Psychotisches Geschehen ist auszuschließen; formales und inhaltliches Denken unauffällig; Substanzmittelmissbrauch wird glaubhaft verneint; für akute Suizidalität gibt es keine Hinweise. Überdurchschnittliche intellektuelle Fähigkeiten. Die Affektivität ist depressiv getönt; es liegen ausgeprägte soziale Ängste vor. Keine Hinweise auf Substanzmissbrauch. *Testdiagn. Befunde:* BDI: 12 (milde Depressionsausprägung); AKV: Klinisch relevantes agoraphob. Vermeidungsverhalten; SCL-90-R: *Ängstlichk./Phob. Ängste, Somat./Psych. Belastung* erhöht.

Punkt 3: Gemäß Konsiliarbericht keine Kontraindikation gg. Psychotherapie. Der somatische Befund des Internisten nennt ein Schilddrüsenkarzinom der Pat., das am xx operativ entfernt wurde. Seit voll-ständiger Organentfernung erhält Frau B. eine hormonelle Substitution. Bisher keine Psychotherapie.

Punkt 4: *Makroskopische Verhaltensanalyse – Prädispositionshypothesen*: 19xx in norddeutscher Großstadt geboren als einzige Tochter eines angesehenen hanseatischen Schiffsmaklers (von diesem geliebt und verwöhnt) und einer wenig belastbaren Mutter (zur Geburt der Pat. 19 Jahre).

Der Vater starb überraschend, als die Patientin 10 Jahre alt war. Prägende Erfahrungen ihrer Kindheit waren die behütete Situation als geliebtes Einzelkind („Prinzessin"), der familiär betonte gesellschaftliche Status aber auch die Erschütterung durch den frühen Tod des idealisierten Vaters *(„Und Mutti war so hilflos, blieb das eigentlich bis zu ihrem Tod …")* und der daraus resultierende gesellschaftliche Statusverlust. Einerseits erwarb die Patientin eine ressourcenvolle lebenspraktische Haltung *(„Nutzt ja nix, irgendjemand muss das ja machen")* und eroberte sich mit ihrem selbstbewussten und tüchtigen Verhaltensstil bei einem traditionellen Handelshaus schließlich die gut dotierte Position einer Abteilungsleiterin. Gleichzeitig war diese akzentuierte Handlungsorientierung auch ängstlich motiviert durch ihre Sorge vor unerwarteten Schicksalsschlägen. Konsistent dazu „Selbstantreiberei" *(„Und mein hibbeliges Naturell tat sein Übriges")*. Frau B. entwickelte in ihrer Ehe eine von ihr heute problematisierte Dominanz und interaktionelle Kampfbereitschaft. *Ressourcen:* Habituelle Lösungsorientierung und Handlungsbereitschaft der Patientin sowie ihre hohe Intelligenz. *Dekompensationshypothesen*: Im Jahre xx wurde ein Schilddrüsenkrebs diagnostiziert und zeitnah operiert. Die physisch und psychisch belastenden Umstände dieser schweren Erkrankung meisterte die Patientin mithilfe ihrer Autonomieressourcen äußerlich „tadellos" und leistete im Rahmen ihres vitalen Selbstmanagements auch noch die Betreuung ihres stark verunsicherten Ehemannes. Erster Panikanfall vor 9 Monaten während eines Besuchs ihrer Tochter in einem Münchner Kaufhaus bei Fönwetterlage. Nachdem die anschließend erfolgten notärztlichen Untersuchungen einen ordentlichen Befund ergaben, kehrte Frau B. alsbald zu ihrem energischen Verhaltensstil zurück. Wenige Tage nach ihrer Rückkehr in ihre Heimatstadt erneuter Panikanfall in einem Kaufhaus. Seitdem generalisierende die Angstreaktionen starkes Vermeiden.

Funktionale Verhaltensanalyse: *Begünstigend* für das aktuelle Auftreten der Angstsymptomatik wirken zum einen die Deprivationsbedingungen ihres derzeitigen Krankenstandes. Ist Frau B. aufgrund der Berufstätigkeit ihres Mannes tagsüber alleine, fehlen ihr die seit dem Beginn der Angststörung eingespielten Sicherheitsbedingungen, entsprechend labilisiert sie dieser ungeschützte Rahmen emotional deutlich. *Unmittelbar angstauslösend* wirkt für die Pat. der Aufenthalt an Orten, wo sie sich alleine fern von der eigenen Wohnung befindet, an denen ihrer Einschätzung nach Sicherheitssignale für sie schwer erreichbar sind und wo sie Enge und Hitze erlebt. Diese Orte (vor allem Kaufhäuser, mittlerweile aber auch schon Busse und Bahnen) sind für die Pat. entsprechend ihrer Vorerfahrungen mit Angst konditionierte Stimuli. Die Wahrnehmung der eigenen unwillkürlichen physiologischen und eigenen emotionalen Angstreaktionen sowie deren Bewertung als bedrohliche Hinweise auf eine zu erwartende Panikeskalation bewirken weitere Aufschaukelung. Die momentane Lebenssituation des Krankenstandes schneidet die Patientin von ihren wichtigsten *Verstärkerquellen* im beruflichen Kontext ab. *Negativ verstärkend* wirkt das kurzfristige Entlastungs-erleben durch ihr Flüchten aus der jeweiligen angstvoll erlebten Situation, weiterhin die unmittelbar helfende Betreuung durch Personen, die sie in ihrer Angst um Hilfe bittet. Bereits mittelfristig bilden sich negative Konsequenzen in Form eines eingeschränkten Lebensradius.

Punkt 5: Agoraphobie mit Panikstörung: ICD-10: F40.01. Die sekundären Befindlichkeitsbelastungen im Alltag erfüllen nicht die Kriterien einer F3-Diagnose.

Punkt 6: Geplante Manualnutzung: Zwick und Hautzinger (2017): Panik und Agoraphobie

Ziele	Behandlungsplan
Aufbau einer offenen Auseinandersetzung der Patientin mit ihrer Angststörung sowie Verzicht auf die Erwartung an den Therapeuten, Kampfmittel gegen die Angst vermittelt zu bekommen; Rücknahme ihres dominant-feindseligen Beziehungsstils	Motivorientierte Beziehungsgestaltung, hier: Anfangs Beschränkung der Beziehungsangebote auf Expertise bezogene sachliche Rückmeldung, zunehmende Übergabe von Selbstregulationsaufgaben an die Patientin; später empathisches Konfrontieren mit ihrem zeitweise maladaptiven Interaktionsverhalten.
Kognitives Nachvollziehen des eigenen Angstkreislaufs, Aufbau einer Bereitwilligkeit zur Mitarbeit i. S. des Konfrontationsrationals	Kognitive Vorbereitung der Konfrontationsbehandlung mithilfe edukativer Informationsvermittlung und geleitetem Entdecken des Expositionsrationals
Abbau des agoraphob. Panikerlebens und des exzessiven Flucht- und Vermeidungsverhaltens; beschwerdefreie Durchführung von Alltagstätigkeiten wie Einkaufen, Kinobesuche u. a.)	Realisierung einer Angstexposition in vivo, anfangs mit therapeutischer Begleitung, anschließend Übergang zu unbegleiteten Konfrontationsübungen durch die Pat.
Verknüpfung der berufl. Wiedereingliederung mit einer moderateren Leistungsorientierung und Erwerb eine achtsamen Selbstwahrnehmung,	Planung einer regulierten Wiederannäherung der Patientin an ihre Berufstätigkeit und Vermittlung von psychophysiologischen Selbstregulationstechniken (PMR, Achtsamkeitstechniken)
Beginn einer selbstkritischen Reflexion des einseitigen Selbstwertkonzeptes und Integration der existentiellen Erfahrung einer lebensbedrohlichen Erkrankung in das Selbstkonzept der Patientin	Dialoge zur Lockerung der überakzentuierten Leistungs- und Selbstwertstandards und zur Integration der persönlichen Bedeutung der Erfahrung einer lebensbedrohlichen Erkrankung

Prognostisch positiv: Relativ kurze Störungsdauer, hohe kognitive Strukturiertheit der Patientin sowie die allgemein positive Behandlungsprognose für agoraphobische Störungen zu bewerten. *Prognostisch einschränkend:* Der sicherlich nur begrenzt beeinflussbare dominante und Selbstwirksamkeit einfordernde Persönlichkeitsstil der Patientin. Geplant sind 60 Einzelsitzungen (1 x wöchentlich), dabei zu Beginn der Interventionsphase 2 bis 3 jeweils vierstündige Expositionsblöcke.

10.4 Bericht 2 – Patient mit Zwangsstörung und Sozialer Phobie

Punkt 1: 32-jähriger Postangestellter, alleine lebend, seit 12 Monaten AU.

Punkt 2: *Handlungsebene:* Exzessive Zwangshandlungen (Kontroll- und Ordnungszwänge). Patient vermeidet fast vollständig soziale Kontakte. Aufgrund seines AU-Status übt Herr S. seit etwa 2 Jahren keine berufl. Tätigkeiten aus, hält sich bis auf kurze Einkäufe ausschließlich in der Wohnung auf. Neben den zeitfüllenden Zwangshandlungen übt der Patient keine Freizeitgestaltung oder Genussaktivitäten aus. *Kognitiv-emotional* fehlt beim Patienten aufgrund der permanenten Entscheidungsnöte ein geregeltes Problemlöseverhalten; entsprechend liegt ein äußerst geringes Selbstwirksamkeitserleben vor. Sein chronisch erhöhtes Discomfort-Erleben ist verknüpft mit labilen Werthaltungen, ambivalenten Zielvorstellungen, einem perfektionistischen Leistungsanspruch und extremer Fehlerangst (Fixierung auf die von der Mutter übernommenen Standards von Ordnung, Sicherheit etc.). Im Alltag produziert er exzessiv entmutigende Selbstverbalisationen („Ich darf mir keinen Fehler erlauben/Entscheidungen müssen immer richtig sein, andernfalls geraten die Dinge durch meine Schuld chaotisch). Automatisiert laufen katastrophisierende Gedankenketten mit unrealistischen Wahrscheinlichkeitseinschätzungen ab (Wasserrohrbruch … Hausbrand …), das Selbsterleben wird von Scham- und Schuldgefühle bestimmt. Konsistent zum Erleben als Außenseiter mit einer misstrauischen sozialen Wahrnehmungsbereitschaft entwickelt sich zunehmend eine depressive Selbstregulation. In den entsprechend seltenen sozialen Kontakten entwickelt der Patient ausgeprägte negative Selbstaufmerksamkeitsprozesse. Beim Alleinsein entwickelt er Grübelketten, die häufig mit der unbewältigten Trauer um die verstorbene Mutter verknüpft sind. *Physiologisch* liegt ein dauerhaft erhöhtes Erregungsniveau mit allg. psychovegetativer Dysfunktionen (Fehlatmung, chronische Muskelverspannungen, Schlafstörung) vor. Mangelhafte Herz-Kreislaufkondition. *Interaktion:* Der zunächst angespannt-misstrauische Ausdruck des Patienten löst auf Therapeutenseite spontan eine emotionale Distanzierung aus. Sein zwanghafter PSK-Stil weist außerdem ausgeprägt selbstunsichere und ängstlich-vermeidende Züge auf. *Psychopathol. Befund:* Inhaltliches und formales Denken auf das Zwangserleben eingeengt; psychotisches Geschehen liegt offenbar nicht vor. Zeitweise lebensüberdrüssige Gedanken, allerdings kann sich Pat. von akuter Suizidalität glaubhaft distanzieren. Kein Substanzmittelmissbrauch. Affektivität depressiv getönt; ausgeprägte soziale Ängste. Überdurchschnittliche intellekt. Leistungsfähigkeit. *Testdiagn. Befund:* BDI: 12 – subklinisch ausgeprägte Depressivität; Y-BOCS: 27 Punkte (Cutoff-Core=16) – behandlungsbedürftige Zwangsstörung; Social-Phobia-Scale (SPS): 35 (Cutoff-Core: 24).

Punkt 3: Ordentlicher Befund. Gemäß Konsiliarbericht keine Kontraindikation gegen ambulante Psychotherapie. Keine planungsrelevanten körperlichen Erkrankungen.

Punkt 4: *Prädispositionen/Entstehung:* Der Patient wuchs als Einzelkind in einer norddeutschen Großstadt auf, wurde von der Mutter überbehütet, zum Vater hatte er bis zu dessen Tod (Pat. war 8 Jahre alt) eine liebevolle, enge Beziehung. Nach dem Tode des Vaters gegenseitige Abhängigkeit von Mutter und Sohn. Während Kindheit und Jugend stotterte der Patient. Aufgrund des mütterlichen Erziehungsstils und seines Stotterns zog er sich einzelgängerisch vor Gleichaltrigen zurück. Seine defizitären sozialen Kompetenzen kompensierte er über seine dependente Beziehungsgestaltung zur Mutter. Entscheidungen traf sie für ihn. Auch bezüglich seiner Berufswahl ließ er sich von ihr leiten. Dieser dependente Lebensstil sicherte ihm Geborgenheit und Schutz, allerdings eng auf die Kernbeziehung zur Mutter beschränkt. In der Schule und später am Arbeitsplatz schützte er sich durch soz. Rückzug vor befürchteten Beschämungen. Dieser extrem ängstlich-vermeidende Interaktionsstil ergab schon früh beim Patienten ein deutlich misserfolgsorientiertes Selbstkonzept. Bisher konnte er weder Freundschaften noch partnerschaftliche Beziehungen aufbauen. Auslösend für die Zwangssymptomatik war die Situation der beruflichen Überforderung (Schalterdienst bei der Post, Umgang mit Geld). Krankheit und Tod der Mutter vor zwei Jahren verschlechterten die Befindlichkeit des Patienten zusätzlich, vor dem Tod der Mutter war er mehrere Jahre durch Pflegeaufgaben absorbiert, verlor mit ihr schließlich seine einzige Bezugsperson. Auf die berufliche Überforderung reagierte der Pat. mit perfektionistischen Kontrollversuchen (z. B. im Schalterdienst exzessives Nachzählen von Geld). Da bei ihm keinerlei soziale Ressourcen vorlagen und konsistent zu seinem neg. Selbstkonzept extrem neg. Wahrnehmungserwartungen herrschten, setzte er allein dieses exzessive Absicherungsverhalten ein. So bildeten sich Handlungszwänge heraus, die sich bald auch auf den häuslichen Bereich ausweiteten. Seit AU vor einem Jahr verlässt der sozial völlig isolierte Patient kaum noch das Haus. *Funktionale Verhaltensanalyse:* Aktuelle Auslöser: Aufenthalt in der eigenen Wohnung (speziell Küche, Schreibtisch)/Verlassen der Wohnung und Abschließen der Haustür/katastrophisierende Gedankenketten. Vakuumsituation des sozial deprivierten Alltags (Einsamkeit, Langeweile) und generalisierte Unsicherheit (Selbst, Andere, Welt, Zukunft) fördern das Entstehen von Grübelketten, auch ohne Vorliegen kritischer Außenreize. Zwangsrituale werden neg. verstärkt durch die hierdurch kurzfristig bewirkte Erregungsabnahme. Durch das Ausfüllen des Tages mit Zwangsabläufen vermeidet der Patient erfolgreich soziale Kontakte (kurzfristig erlebte Entlastung: „So bin ich vor den anderen sicher – sonst würden sie mich nur auslachen“), und durch seine Krankschreibung bleiben Erlebnisse beruflichen Versagens (bzgl. Kundenkontakten, verantwortlichem Umgang mit Geld) aus. Kurzfristig erlebt Herr S. mithilfe seiner Kontrollrituale in Ansätzen ein Gefühl von Sicherheit und Kontrolle, mittel- und langfristig wird die Überzeugung „Alles ist unsicher …“ bestätigt, verschlechtern sich im Sinne einer Abwärtsspirale immer weiter Selbstwirksamkeitserleben und

Selbstwertgefühl, nimmt das allgemeine Unlust- und Leidensgefühl zu, steigern sich Einsamkeit und Bindungslosigkeit des Patienten.

Punkt 5: Zwangshandlungen (F42.1); Sozialphobie (F40.1). Depressivität subklinisch ausgeprägt.

Punkt 6: Nutzbare Manuale: Oelkers und Hautzinger (2013); Fricke (2016)

Prozessziele	Prozessplanung
Aufbau einer entängstigenden therapeutischen Beziehung mit hinreichend Zutrauen in die Kompetenz des Therapeuten	Hohe Transparenz beim Vermitteln des Therapierationals; ausdrückl. Respektieren der Pat.-Autonomie (Übungen, Hausaufgabenabsprachen)
Ergebnisziele	**Methodenplanung**
Reduzierung der Zwangshandlungen	Reizexposition mit Reaktionsverhinderung in vivo (Küchenverrichtungen, Haus verlassen)
Aufbau einer Tagesstruktur mit sukzessiver Zunahme zwangsinkompatibler Aktivitäten	Tagesaktivitätenplanung mit Einfügung von Aktionen außerhalb der eigenen Wohnung
Zugang zu positiven Emotionen verbessern, Zunahme euthymer Aktivitäten, Heranführung an Achtsamkeitshaltung	Nutzung von Modulen der Euthymen Therapie (Koppenhöfer, 2004), geleitete Sinnesspaziergänge mit Transferermutigung
Reduzierung des chronisch erhöhten Erregungsniveaus, Verbesserung der psychophysischen Regenerationsfähigkeit	Entspannungs- und Achtsamkeitstechniken (sensu Lohmann & Annies, 2012); Module aus dem Training emotionaler Kompetenzen (Berking, 2017)/Körpertraining
Annäherung an belebte Orte außerhalb des häuslichen Rahmens (Wege in die Stadt, Einkaufen an unvertrauten Orten, angstfreier Aufenthalt in Gruppensituationen)	Zunächst therapeutisch begleitete, dann selbständige Aufenthalte in der Öffentlichkeit (Café, Kaufhaus, Kino, Museen ...) mit Aufbau einer nach außen gerichteten Wahrnehmungssteuerung
Abbau der sozialen Deprivation (Teilnahme an einer Selbsthilfegruppe, differentielle Verbesserung der sozialen Kompetenz (Kontakte herstellen und aufrecht erhalten)	Kontakt zu geeigneter Selbsthilfegruppe (EA-Gruppe) herstellen/Teilnahme an Sozialem Kompetenztraining in der Gruppe (sensu Hinsch & Pfingsten, 2015)
Abbau dysfunktionaler Selbstaufmerksamkeitsprozesse und sozialen Sicherheitsverhaltens	Aufmerksamkeitstraining, Detached mindfulness sensu Metakognitive Therapie (Wells, 2011); indikativ Module aus Stangier et al. (2009)
Trauerbewältigung (Normalisierung erlebter Trauergefühle, der Trauer Ausdruck geben, positive Erfahrungen mit der verstorbenen Mutter ermöglichen)	Trauerbewältigung mit Techniken sensu Znoj (2016) mit Psychoedukation zu Trauerbewältigung, Briefe verfassen, Tagebuchführen, Erinnerungsrituale gestalten

Prognostisch günstig: Zuverlässige Mitarbeit und hoher Veränderungswunsch. *Prognostisch einschränkend:* Ausgeprägte Chronifizierung der Störung, starkes Misstrauen und Kontrollbedürfnis. Geplant werden 60 Behandlungssitzungen in wöchentlicher Frequenz.

10.5 Bericht 3 – Patientin mit somatoformer Schmerzstörung

Punkt 1: 61-jährige, seit 35 Jahren verbeamtete Lehrerin, verheiratet, 1 Tochter, AU-Status seit 9 Monaten.

Punkt 2: *2.1 Symptomatik: physiologisch:* Stark variierende Schmerzen im lumbalen Rückenbereich mit Ausstrahlen in die Beine. Chronisch erhöhter Muskeltonus, vorwiegend im Rücken, auch im Kieferbereich. Spannungskopfschmerzen, Ein- und Durchschlafstörungen. *Kognitiv-emotional:* Eindring. Schmerzempfindungen werden automatisch mit Selbstvorwürfen beantwortet, münden in Ärger und Hilflosigkeitserleben. Parallel aggressive Selbstinstruktionen zur Aufrechterhaltung der eigenen Leistungsfähigkeit, Grübeleien mit katastrophisierende Befürchtungen zur beruflichen und privaten Zukunft. Enttäuschung über die ihr fehlende Zuwendung durch den Ehemann. Ärger über vermutete Ärztefehler. Verbitterungshaltung. Einschränkung ihrer Konzentrationsfähigkeit. Aufmerksamkeit ist einseitig auf anstehende und unerledigte Leistungsaufgaben ausgerichtet. Überstarkes Verantwortungsgefühl für das Befinden ihr nahe stehender Personen sowie dysfunktionaler Anspruch, stets fehlerlos sein zu müssen. *Motorisch-interaktionell:* Anderen gegenüber zeigt sie sich selbstbeherrscht und kühlrational. Setzt überkompensatorisches Leistungsverhalten ein. Übernimmt z.T. übergriffig helfende Aufgaben für andere; häufig gereizt-dominantes Interaktionsverhalten gegenüber Ehemann. Seit Krankschreibung Rückzugsverhalten und zeitweise exzessive kompensatorische Beschäftigung mit Hausumbauten und Gartenumgestaltungen.

2.2 Interaktionsanalyse: Zeigt sich im therapeutischen Kontakt freundlich-dominant. Auf empathisch-therap. Konfrontation („Ihre Berichte aus der Zeit nach der Operation wirken auf mich sehr hart, geradezu gnadenlos.“) reagiert Pat. brüsk („Glauben Sie denn, dass ich mir mal schnell einen Wellness-Urlaub gönnen könnte?!“).

2.3 Klinischer Persönlichkeitsstil: Zwanghaft akzentuiert, Kriterien für F60.5 aber nicht erfüllt.

2.4 Psychopathologischer Befund: Ordentlicher Befund. Psychotisches Geschehen ist auszuschließen; formales und inhaltliches Denken unauffällig; Stimmungslage dysphorisch; emotionale Schwingungsfähigkeit erhalten; für akute Suizidalität keine Hinweise. Kein Anhalt für Zwänge sowie Drogen und Medikamentenabusus; psychomotorisch sehr angespannt; Ein- und Durchschlafstörungen. Überdurchschnittliche Intelligenz.

2.5 Testdiagnostische Befunde: BDI: 14; SCL-90: Erhöhte Werte auf den Skalen Somatisierung, Depressivität und Aggressivität (T-Werte von 60–70); PSSI: Überdurchschnittliche Ausprägungen in den Bereichen „selbstkritisch-unsicher (T=66), sorgfältig zwanghaft" (T=63). Unterdurchschnittliche Werte in den Bereichen „selbstbestimmt-antisozial (T=39) und liebenswürdig-histrionisch (T=27).

Punkt 3: *3.1 Kontraindikationsausschluss:* Aus nervenärztlicher Sicht keine Kontraindikation gegen ambulante VT. *3.2* Ärztl. Mitbehandlung: vgl. Konsiliarbericht zur Krankheitsanamnese des Neurinoms/Ibuprofen 600 als Schmerzmedikation; kein Suchtmittelkonsum. *3.3 Vorbehandlungen/ Rehabilitationsmaßnahmen:* Von xx bis xx nervenärztliche Medikation und Spritzentherapie; Orthopädische stationäre Rehabilitation von xx bis xx.

Punkt 4: *4.1 Prädispositionshypothesen:* Geboren 1955 als ältestes von 6 Geschwistern. Die chronisch kranke Mutter (+ 21, Hausfrau) habe einen Großteil der Haushaltsaufgaben an sie weitergegeben Vater (+24 – Straßenbahnfahrer) war in der Familie kaum präsent. Entwicklungsunangemessen kann ihre frühe Übernahme von Pflichten und verantwortungsvollen Familienaufgaben angesehen werden. Die Patientin stellte von frühauf ihre eigenen Bedürfnisse nach Autonomie, Selbstverwirklichung und euthymem Erleben sehr zurück, ihrer Kindheit fehlte eine spielerische und beschützte Unbeschwertheit. Als habituelle Reaktionsbereitschaft erwarb die Patientin in privaten, schulischen und später beruflichen Kontexten eine permanente Wachsamkeit, blieb bis heute rasch ansprechbar für Gefahrenabwehr und Hilfeleistung. Während Kindheit und Jugend konnte die Patientin mithilfe entsprechender Überlebensregeln den Lebensalltag im Rahmen ihrer desolaten Familiensystemik überstehen. Gegen den Willen der Eltern erkämpfte sie sich das Abitur und absolvierte ein über Nebenjobs finanziertes Lehrerstudium. Ihre große Angst vor eigener Schwäche sowie Abwertung und Kritik durch andere motivierte sie im Erwachsenenalter kompensatorisch zu einem maladaptiven Bewältigungsverhalten (übermäßiges Arbeiten, eigene Belastungsgrenzen missachten, Vermeidung euthymer Aktivitäten, keine Pflege eines sozialen Netzes, Unterdrückung eigener Bedürfnisäußerungen). Als Ressourcen zu bewerten sind die habituelle Lösungsorientierung und Handlungsbereitschaft der Patientin.

4.2 Dekompensationshypothesen: 2014 wurde bei Frau B. nach vorher mehrjährigen Rückenschmerzen einen Rückenmarkstumor diagnostiziert, der im selben Jahr entfernt wurde (s. beil. Somatischer Befund). Während der gesamten Zeit ihrer Schmerzbeschwerden behielt die Patientin ihren leistungsbetonten überkompensierenden Bewältigungsstil bei. Auch ihrem Ehemann täuschte sie solange wie möglich eine anhaltende Leistungsfähigkeit vor, nahm ihm allerdings gleichzeitig übel, dass er ihr während der Krankenhauszeit und den danach anhaltenden Schmerzbeschwerden wenig Beistand und Trost spenden konnte. Mit der Rückkehr in die berufliche Tätigkeit missachtete die Patientin die ihr eigentlich gesetzten körperlichen Belastungsgrenzen, nahm gegenüber ihren Schmerzsymptomen eine feindselige Kampfhaltung ein („Über Schmerzen klagt man nicht!") und versuchte sich wiederum kompensatorisch durch eine Steigerung ihres beruflichen Einsatzes darüber hinweg zu setzen („Steh' auf, dir fehlt doch nichts!"). Es entwickelte sich eine chronifizierte Schmerzstörung („Als wenn mir der Rücken zerbricht").

4.3 Funktionale Verhaltensanalyse: Aktuell werden die o. g. dysfunktionalen Kognitionen und Handlungsmuster der Patientin durch Situationen ausgelöst, in denen sie unter Druck arbeitet, derzeit in Haushalt und Garten. Bis zur AU geschah dies im Rahmen ihrer Lehrertätigkeit im Unterricht – vor allem bei Konflikten mit Schülern sowie in Konferenzen mit Lehrerkollegen. Deutliche Schmerzzunahme, wenn sie Konflikte mit dem Ehemann austrägt. Zunächst Muskelanspannung, dann Rücken- und Kopfschmerzen. Negativ verstärkend für ihr kompensatorisches Leistungsverhalten wirkt die kurzfristige Abnahme der Besorgnis, die von ihr identifizierten Aufgaben nicht richtig zu erledigen und Schwäche zu zeigen. Mittel- und langfristig resultieren infolge der anhaltenden Überlastungsbedingungen ein intensives Schmerzerleben sowie die Aufrechterhaltung ihres Insuffizienzerlebens und der Selbstvorwürfe. Ihr perfektionistischer Bewältigungsstil, das eng an hohe Leistungsnormen geknüpfte Selbstwertkonzept und die übergewissenhafte soziale Hilfsbereitschaft treiben das beschriebene dysfunktionale Selbstüberforderungsverhalten an. Die durch die chronischen Schmerzen bedingten Einschränkungen verletzen in erheblichem Maße ihr rigides Selbstkonzept mit der unbedingten Anforderung ständiger Leistungsfähigkeit und aufopfernder sozialer Nützlichkeit.

Punkt 5: *5.1 ICD-10:* Chron. Schmerzstörung mit somatischen und psychischen Anteilen gem. F45*.4. 5.2 Differenzialdiagnostische Erörterungen:* Als Diagnose auszuschließen ist eine Dysthymia (F34.1). Die anhaltend herabgesetzte Stimmung der Patientin ist als sekundäres Merkmal der chronischen Schmerzbelastung zu bewerten.

Punkt 6: *6.1 Nutzbare evidenzbasierte Konzepte:* Kröner-Herwig et al. (2011), Psychologische Schmerztherapie; S3-Leitlinie der DGPM (2011) zur Behandlung von Patienten mit nicht spezifischen funktionellen und nicht organischen Schmerzbeschwerden.

6.2 Prozessplanung: Die Therapiesitzungen sollen von der Patientin nicht als erneute Leistungsanforderungen, sondern als Schutzraum wahrgenommen werden, in dem sie distanziert von ihren „Antreibermotiven" alternatives Denken und Handeln erproben darf (Therapeutin als Modell für eine akzeptierende und unterstützende Grundhaltung). Komplementär zu den starken Leistungsmotiven der Patientin ist ihre hohe Durchhaltekraft trotz Schmerzhandicaps zu würdigen. Gleichzeitig soll ihr die Fähigkeit zugesprochen werden, in der Therapie die schwierigen Umstellungsprozesse bei der Schmerzbearbeitung zu erlernen.

6.3 Ergebnisplanung:

Ziele	Behandlungsplan
Erwerb eines multifaktoriellen Modells, das für sie verstehbar und unterscheidbar macht, welche selbst beeinflussbaren Bedingungen (Denken und Handeln) das Schmerzerleben modulieren	Psychoedukation zu Schmerzgeschehen. Einsatz von EMG-gestütztem Biofeedback zum Erfahren von psychophysiologischen Zusammenhängen
Erkennen schmerzauslösender und -verstärkender Bedingungen im Alltag	Beobachtungstagebuch für Symptommonitoring und Aktivitätenerfassung
Umstellung der auf den Schmerz bezogenen Aufmerksamkeitsausrichtung	Übungen zur Aufmerksamkeitslenkung (sensu Metakognitive Therapie)
Reduzieren schmerzsteigernder muskulärer Verspannungen und Erschöpfungsfolgen ihres exzessiven körperlichen Leistungseinsatzes	EMG-gestütztes Biofeedback zum Einüben von Muskenanspannungsregulation im Lendenwirbelbereich (aktive Regulation, Selbstwirksamkeitserleben)
Lockerung des überdominierenden ehelichen Kommunikationsstils	Übungen zur Verbesserung der Paarkommunikation sensu Schindler, Hahlweg und Revenstorf (1998)
Modifikation der maladaptiven Standards hinsichtl. eigenen Leistungserbringens und soz. Verantwortlichkeit sowie Sensibilisieren für Selbstfürsorge und Aufbau von Erholungs- und Genussaktivitäten	Kognitive Methoden nach Hautzinger und Pössel (2017) sowie Stavemann (2013). Einführen von Modulen des Genusstrainings sensu Koppenhöfer und Lutz (Koppenhöfer, 2004).
Wiederherstellung der beruflichen Arbeitsfähigkeit und Aufbau einer realistischen und werteorientierten Sicht auf die letzten Berufsjahre und den Übergang in die Pensionierung	In Kooperation mit dem mitbehandelnden Hausarzt schrittweise berufliche Wiedereingliederung. Differenzieller Einsatz von ACT-Modulen

6.4 Prognoseeinschätzung: Prognostisch günstig: Gute Selbstreflexionsfähigkeit, Krankheitseinsicht sowie hohe Bereitwilligkeit für neue Sichtweisen auf die Schmerzbeschwerden. *Prognostisch einschränkend:* Chronizität der Schmerzerkrankung, zwanghaft-perfektionistischer Bewältigungsstil.

6.5 Planung von Therapieumfang und -setting: Geplant werden 60 Behandlungssitzungen in wöchentlicher Frequenz. Für 2 bis 3 Sitzungen ist vorgesehen, den Ehemann hinzuzuziehen.

11 Literatur

Ainsworth, M. S., Blehar, M. C., Waters, E. & Wall, S. (1978). *Patterns of Attachment: A psychological study of the strange situation*. Hillsdale, NJ: Erlbaum.

American Psychiatric Association/Falkai, P. et al. (2015). *Diagnostisches und Statistisches Manual psychischer Störungen* (DSM-5®). Göttingen: Hogrefe.

Arbeitsgemeinschaft für Methodik und Dokumentation in der Psychiatrie (AMDP). (Hrsg.). (2016). *Das AMDP-System. Manual zur Dokumentation psychiatrischer Befunde.* Göttingen: Hogrefe.

Asendorpf, J. B. (1997). Beziehungsspezifische Bindungsskalen für Erwachsene und ihre Validierung durch Netzwerk- und Tagebuchverfahren. *Diagnostica, 43* (4), 289–313.

Bartling, G., Echelmeyer, L. & Engberding, M. (2007). *Problemanalyse im therapeutischen Prozess* (2. Aufl.). Stuttgart: Kohlhammer.

Bartling, G. & Engberding, M. (2009). Verhaltensanalyse und Fallkonzeption im Rahmen des Problemlösemodells. Verhaltenstherapie & Verhaltensmedizin. *Themenheft Modelle von Verhaltensanalyse, 30,* 35–55.

Berking, M. (2017). *Training emotionaler Kompetenzen* (4. Aufl.). Berlin: Springer.

Bohus, M. (2002). *Borderline-Störung*. Göttingen: Hogrefe.

Bohus, M. & Wolf, M. (2009). *Interaktives Skillstraining für Borderline-Patienten*. Stuttgart: Schattauer.

Brakemeier, E. M. & Normann, C. (2012). *Praxisbuch Cognitive Behavioral Analysis System of Psychotherapy CBASP*. Weinheim: Beltz.

Bruch, M. (2000). *Fallformulierung in der Verhaltenstherapie*. Heidelberg: Springer.

Bundesministerium der Justiz und für Verbraucherschutz. (1998). *Ausbildungs- und Prüfungsverordnung für Psychologische Psychotherapeuten (PsychTh-APrV). Ausfertigungsdatum: 18.12.1998*. Berlin: Bundesministerium der Justiz und für Verbraucherschutz. Verfügbar unter https://www.gesetze-im-internet.de/psychth-aprv/BJNR374900998.html

Bundespsychotherapeutenkammer (2014, 17. Mai). *Muster-Berufsordnung für die Psychologischen Psychotherapeutinnen und Psychotherapeuten und Kinder- und Jugendlichenpsychotherapeutinnen und Kinder- und Jugendlichenpsychotherapeuten in der Fassung des Beschlusses des 24. Deutschen Psychotherapeutentages in Berlin*. Verfügbar unter http://www.lpk-bw.de/kammer/20140517_musterberufsordnung.pdf

Busse, B. (2012). *ICD-10 und OPS. Strukturierte Einführung mit Übungen in die Diagnosen- und Prozedurenverschlüsselung* (5., aktual. Aufl.). Hirschberg: Fachverband für Dokumentation und Informationsmanagement in der Medizin (DVDM).

Caspar, F. (Hrsg.). (1996). *Psychotherapeutische Problemanalyse*. Tübingen: dgvt.

Caspar, F. (2009). Plananalyse und Schemaanalyse. Verhaltenstherapie & Verhaltensmedizin. *Themenheft Modelle von Verhaltensanalyse, 30,* 24–34.

Clark, D. M. & Wells, A. (1995). A cognitive model of social phobia. In R. G. Heimberg, M. R. Kiebowitz, D. Hope & F. Schneier (Eds.), *Social phobia: Diagnosis, assessment and treatment* (pp. 69–93). New York: Guilford.

Deutsche Gesellschaft für Psychiatrie und Psychotherapie, Psychosomatik und Nervenheilkunde – DGPPN. (2016). *Praxisleitlinien in Psychiatrie und Psychotherapie*. Berlin: DGPPN. Verfügbar unter https://www.dgppn.de/publikationen/leitlinien.html

Deutsche Gesellschaft für Psychosomatische Medizin und Ärztliche Psychotherapie (DGPM) e. V. (2011). *S3-Leitlinie "Nicht spezifische, funktionelle und somatoforme Körperbeschwerden"*. Verfügbar unter www.awmf.org/leitlinien/detail/II/051-001.html

D'Zurilla, T.J. & Goldfried, M.R. (1971). Problem solving and behavior modification. *Journal of Abnormal Psychology, 78*, 107–126.

Engberding, M. (1996). Problemlösen – Ein Orientierungsmodell für Analyse und Therapie psychischer Störungen. In F. Caspar (Hrsg.), *Psychotherapeutische Problemanalyse* (S. 87–131). Tübingen: dgvt.

Epstein, R. (1990). *Cognitive-Experiential Self-Theory of Personality (CEST). Handbook of personality theory and research* (pp. 165–192). New York: Guilford.

Faber, F.-R. & Haarstrick, R. (2014). *Kommentar Psychotherapie-Richtlinien* (herausgegeben von M. Dieckmann, A. Dahm & M. Neher, 10., aktual. u. erg. Aufl.). München: Urban & Fischer.

Fähndrich, E. & Stieglitz, R.D. (2016). *Leitfaden zur Erfassung des psychopathologischen Befundes. Halbstrukturiertes Interviews anhand des AMDP-Systems* (4., überarb. u. erw. Aufl.). Göttingen: Hogrefe.

Fiegenbaum, W. (1986). *Agoraphobie – Theoretische Konzepte und Behandlungsmethoden. Beiträge zur psychologischen Forschung*. Wiesbaden: Westdeutscher Verlag.

Forstmeier, S. & Rüddel, H. (2002). *So werde ich willensstark! Manual der Gruppentherapie zur Förderung volitionaler Kompetenzen*. Bad Kreuznach: Matthias Ess Verlag.

Franks, C.M. & Wilson, G.T. (Eds.). (1978). *Annual review of behavioral therapy: Theory and practice* (Vol. 6). New York: Brunner/Mazel.

Fricke, S. (2016). *Therapie-Tools Zwangsstörungen*. Weinheim: Beltz.

Glasenapp, J. (2013). *Emotionen als Ressourcen*. Weinheim: Beltz.

Grawe, K., Donati, R. & Bernauer, F. (1994). *Psychotherapie im Wandel – Von der Konfession zur Profession*. Göttingen: Hogrefe.

Grosse Holtforth, M. & Grawe, K. (2002). *FAMOS Fragebogen zur Analyse Motivationaler Schemata*. Göttingen: Hogrefe.

Hahlweg, K. & Dose, M. (1998). *Schizophrenie*. Göttingen: Hogrefe.

Hand, I. (1992). Verhaltenstherapie der Zwangsstörungen. Therapieverfahren und Ergebnisse. In I. Hand, W.K. Goodman & U. Evers (Hrsg.), *Zwangsstörungen: Neue Forschungsergebnisse* (S. 157–180). Berlin: Springer.

Härter, M., Heddaeus, D. & Steinmann, M. (2015). *Hamburger Netz psychische Gesundheit, Teilprojekt VII – Gesundheitsnetz Depression*. Hamburg: psychenet. Verfügbar unter www.psychenet.de/ueber-psychenet/teilprojekte/depression.html

Hartung, J. (1990). *Psychotherapie phobischer Störungen – Zur Handlungs- und Lageorientierung im Therapieprozess*. Wiesbaden: Deutscher Universitäts-Verlag.

Hautzinger, M. (2001). Diagnostik in der Psychotherapie. In R.D. Stieglitz, U. Baumann & H.J. Freyberger (Hrsg.), *Psychodiagnostik in Klinischer Psychologie, Psychiatrie, Psychotherapie* (S. 351–364). Stuttgart: Thieme.

Hautzinger, M. (2010). *Akute Depression*. Göttingen: Hogrefe.

Hautzinger, M. (2013). *Kognitive Verhaltenstherapie bei Depressionen* (7., vollst. überarb. Aufl.). Weinheim: Beltz.

Hautzinger, M. & De Jong-Meyer, R. (1994). Depressionen. In H. Reinecker (Hrsg.), *Lehrbuch der Klinischen Psychologie*. Göttingen: Hogrefe.

Hautzinger, M. & Pössel, P. (2017). *Kognitive Interventionen*. Göttingen: Hogrefe.

Heckhausen, H., Gollwitzer, P. & Weinert, F.E. (Hrsg.). (1987). *Jenseits des Rubikon. Der Wille in den Humanwissenschaften*. Heidelberg: Springer. http://doi.org/10.1007/978-3-642-71763-5

Heckhausen, J. & Heckhausen, H. (2010). *Motivation und Handeln* (4. Aufl.). Heidelberg: Springer.

Hilbert, A. & Tuschen-Caffier, B. (2010). *Essanfälle und Adipositas: Ein Manual zur kognitiv-behavioralen Therapie der Binge-Eating-Störung*. Göttingen: Hogrefe.

Hinsch, R. & Pfingsten, U. (2015). *Gruppentraining sozialer Kompetenzen GSK* (6. Aufl.). Beltz: Weinheim.

Jacob, G. & Arntz, A. (2014). *Schematherapie*. Göttingen: Hogrefe.

Kanfer, F. H., Reinecker, H. & Schmelzer, D. (1990). *Selbstmanagement-Therapie*. Berlin: Springer.

Kanfer, F. H., Reinecker, H. & Schmelzer, D. (2011). *Selbstmanagement-Therapie* (5. Aufl.). Heidelberg: Springer.

Kanfer, F. H. & Saslow, G. (1965). Behavioral analyses. An alternative to diagnostic classification. *Archives of General Psychiatric, 12* (6), 529–538.

Kassenärztliche Bundesvereinigung (KBV). (2017). *Arztgruppen-EBM*. Verfügbar unter http://www.kbv.de/html/arztgruppen_ebm.php

Koppenhöfer, E. (2004). *Kleine Schule des Genießens. Ein verhaltensorientierter Behandlungsansatz zum Aufbau positiven Erlebens und Handelns*. Lengerich: Pabst.

Körkel, J. & Veltrup, C. (2003). Motivational Interviewing: Eine Übersicht. *Suchttherapie, 4* (3), 115–124.

Kröner-Herwig, B., Frettlöh, J., Klinger, R. & Nilges, P. (Hrsg.). (2011). *Psychologische Schmerztherapie*. Heidelberg: Springer.

Kuhl, J. & Kazén, M. (2009). *Persönlichkeits-Stil und Persönlichkeits-Inventar PSSI* (2., überarb. u. neu norm. Aufl.). Göttingen: Hogrefe.

Lieb, H. (1993). Individualisierung oder Standardisierung der Therapie: Eine fruchtlose Alternative. *Verhaltenstherapie, 3*, 222–230.

Lieb, H. (2009). Teleologisch funktionale Verhaltensanalyse: Der systematisch interaktuelle Ansatz in Diagnose und Therapie. Verhaltenstherapie & Verhaltensmedizin. *Themenheft Modelle von Verhaltensanalyse, 30* (1), 69–88.

Linden, M. & Hautzinger, M. (2011). *Verhaltenstherapiemanual* (7. Aufl.). Heidelberg: Springer.

Lindenmeyer, J. (1990). *Lieber schlau als blau*. Weinheim: Beltz.

Linehan, M. (1996). *Dialektisch Behaviorale Therapie der Borderline-Persönlichkeitsstörung*. München: CIP-Medien.

Lohmann, B. (2010). *Effiziente Supervision – Praxisorientierter Leitfaden für Einzel- und Gruppensupervision* (5. Aufl.). Hohengehren: Schneider.

Lohmann, B. & Annies, S. (2012). *Achtsamkeit in der Verhaltenstherapie*. Stuttgart: Deutscher Ärzte Verlag.

Lutz, W. & Böhnke, J. R. (2008). Der „Fragebogen zur Evaluation von Therapieverläufen" (FEP-2): Validierungen und Manual. *Trierer Psychologische Berichte, 35* (3). Verfügbar unter https://www.uni-trier.de/fileadmin/fb1/PSY/tripsyberichte/2008_35_3.pdf

Margraf, J. & Schneider, S. (1990). *Panik. Angstanfälle und ihre Behandlung* (2. Aufl.). Berlin: Springer.

Margraf, J. & Schneider, S. (2009). *Lehrbuch der Verhaltenstherapie* (Bd. 1). Heidelberg: Springer.

Margraf, J. & Schneider, S. (2015). *Panik. Angstanfälle und ihre Behandlung* (3. Aufl.). Heidelberg: Springer.

McCullough, J. P. (Hrsg.). (2006). *Psychotherapie der chronischen Depression: Cognitive Behavioral Analysis System of Psychotherapy – CBASP*. München: Elsevier.

Miller, W. R. & Rollnick, S. (2009). *Motivierende Gesprächsführung*. Freiburg i. Br.: Lambertus.

Müller-Leimkühler, A. M., Paulus, N.-C. & Hell, J. (2009). Depression bei jungen Männern. *Der Mann, Wissenschaftliches Journal für Männergesundheit, 7* (4), 15–20.

Neudeck, P. & Einsle, F. (2010). Expositionstherapie: Was hindert Praktiker an deren Anwendung in der klinischen Praxis? – Ein kritisches Review. *Verhaltenstherapie & Verhaltensmedizin, 31*, 247–258.

Oelkers, C. & Hautzinger, M. (2013). *Zwangsstörungen – Kognitiv-verhaltenstherapeutisches Behandlungsmanual.* Weinheim: Beltz.

Parker, G. & Brotchie, H. (2010). Gender differerences in depression. *International Review of Psychiatry, 22* (5),429–436.

Piaget, J. (1978). *Das Weltbild des Kindes.* München: dtv/Klett-Cotta.

Reinecker, H. (2015). *Verhaltensanalyse. Ein Praxisleitfaden.* Göttingen: Hogrefe.

Reinecker, H. & Gmelch, M. (2009). Modelle von Verhaltensanalysen: Vom S-R zum Systemmodell menschlichen Verhaltens. Verhaltenstherapie & Verhaltensmedizin. *Themenheft Modelle von Verhaltensanalyse, 30* (1), 7–23.

Reinecker, H. & Schweiger, U. (2009). Modelle von Verhaltensanalysen [Themenheft]. *Verhaltenstherapie & Verhaltensmedizin, 30* (1).

Rief, W. & Hiller, W. (1992). *Somatoforme Störungen.* Bern: Huber.

Roediger, R. (2011). *Schematherapie: Lehrbuch zu Grundlagen, Modell und Anwendung.* Stuttgart: Schattauer.

Rutz, W. (2002). The Gotland Male Depression Scale: A Validity study in patients with alcohol use disorder. *Nordic Journal of Psychiatry, 56* (4), 265–271.

Sachse, R. (2013). *Persönlichkeitsstörungen. Leitfaden für Psychologische Psychotherapeuten* (2., überarb. u. erw. Aufl.). Göttingen: Hogrefe.

Sachse, R. (2014). *Persönlichkeitsstörungen verstehen – Zum Umgang mit schwierigen Klienten* (10. Aufl.). Köln: Psychiatrie Verlag.

Sachse, R. (2016). *Therapeutische Beziehungsgestaltung* (2., aktual. u. erg. Aufl.). Göttingen: Hogrefe.

Schindler, L., Hahlweg, K. & Revenstorf, D. (1998). *Partnerschaftsprobleme: Diagnose und Therapie: Therapiemanual.* Heidelberg: Springer.

Schmidt-Atzert, L. & Amelang, M. (2012). *Psychologische Diagnostik* (5. Aufl.). Heidelberg: Springer.

Schneider, S. & Margraf, J. (1998). *Agoraphobie und Panikstörungen.* Göttingen: Hogrefe.

Schramm, E. (2012). *Cognitive Behavioral Analysis System of Psychotherapy (CBASP) in der Gruppe.* Stuttgart: Schattauer.

Schulte, D. (1974). *Diagnostik in der Verhaltenstherapie.* München: Urban & Schwarzenberg.

Schulte, D. (1998). *Therapieplanung* (2., unveränd. Aufl.). Göttingen: Hogrefe.

Schulte, D. (2015). *Therapiemotivation. Widerstände analysieren – Therapieziele klären – Motivation fördern.* Göttingen: Hogrefe.

Schulte, D. & Kemmler, L. (1974). Systematische Beobachtung in der Verhaltenstherapie. In D. Schulte (Hrsg.), *Diagnostik in der Verhaltenstherapie* (S. 152–192). München: Urban & Schwarzenberg.

Schweiger, U. (2014). Definition des Verfahrens Verhaltenstherapie. *Verhaltenstherapie, 24,* 289–298.

Senf, M. & Broda, S. (2011). *Praxis der Psychotherapie: Ein integratives Lehrbuch.* Stuttgart: Thieme.

Shelder, J. (2011). Die Wirksamkeit psychodynamischer Psychotherapie. *Psychotherapeut, 56,* 265–277.

Stangier, U., Heidenreich, T. & Peitz, M. (2009). *Soziale Phobien – Ein kognitiv-verhaltenstherapeutisches Behandlungsmanual.* Weinheim: Beltz.

Stavemann, H. (2013). *Frustkiller und Schweinehundbesieger.* Weinheim: Beltz.

Steffgen, G., de Boer, C. & Vögele, C. (2014). *Ärgerbezogene Störungen (Fortschritte der Psychotherapie).* Göttingen: Hogrefe.

Stegmüller, W. (1974). *Probleme und Resultate der Wissenschaftstheorie und Analytischen Philosophie. Band 2: Theorie und Erfahrung.* Darmstadt: Wissenschaftliche Buchgesellschaft.

Steil, U., Matulis, S., Schreiber, F. & Stangier, U. (2001). *Soziale Phobie bei Jugendlichen: Behandlungsmanual für die Kognitive Therapie*. Weinheim: Beltz.

Sulz, S. K. D. (2009). Das Verhaltensdiagnostiksystem VDS – Eine umfassende Systematik vom Erstgespräch bis zur Katamnese. Verhaltenstherapie & Verhaltensmedizin. *Themenheft Modelle von Verhaltensanalyse, 30* (1), 89–108.

Ubben, B. (2013). *Verhaltenstherapeutische Selbsterfahrung*. Weinheim: Beltz.

Ubben, B. (2015). *Planungsleitfaden Verhaltenstherapie*. Weinheim: Beltz.

van Straten, A., Hill, J., Richards, D. A. & Cuijpers, P. (2015). Stepped care treatment delivery for depression: a systematic review and meta-analysis. *Psychological Medicine, 45* (2), 231–246. http://doi.org/10.1017/S0033291714000701

Vollmoeller, W. (2004). *Grenzwertige psychische Störungen.* Thieme: Stuttgart.

Wagner, B., Horn, A. & Maercker, A. (2014). Internet based vs. face-to-face cognitive behavioral intervention for depression. A randomized controlled non-inferiority trial. *Journal of Affective Disorders*, 152–154, 113–121.

Wells, A. (2011). *Metakognitive Therapie bei Angststörungen und Depressionen*. Weinheim: Beltz.

Westmeyer, H. (2009). Wissenschaftstheoretische Aspekte. In J. Margraf & S. Schneider (Hrsg.)., *Lehrbuch der Verhaltenstherapie* (Bd. 1, S. 47–62). Heidelberg: Springer.

Wiedemann, G. & Fischer, A. (2013). Problemlöseverfahren. In A. Batra, R. Wassmann & G. Buchkremer (Hrsg.), *Verhaltenstherapie. Grundlagen – Methoden – Anwendungsgebiete* (4. Aufl., S. 114–120). Stuttgart: Thieme.

Wissenschaftlicher Beirat Psychotherapie (WBP). (2014). *Methodenpapier nach § 11, Psychotherapeutengesetz – Verfahrensregeln zur Beurteilung des wissenschaftlichen Anerkennung von Methoden und Verfahren der Psychotherapie (Version 2.8)*. Verfügbar unter http://www.wbpsychotherapie.de/downloads/methodenpapier28.pdf

Wittchen, H.-U. & Hoyer, J. (2011). *Klinische Psychologie & Psychotherapie (Lehrbuch)*. Heidelberg: Springer.

Wittchen, H.-U., Zaudig, M. & Fydrich, T. (1997). *Strukturiertes Interview für DSM-IV – SKID-II*. Göttingen: Hogrefe.

Wolpe, J. D. (1986). Individualization. The categorical imperative of behavior therapy practice. *Journal of Behavior Therapy and Experimental Psychiatry, 17*, 145–153.

World Health Organization (WHO). (2014). *Internationale Klassifikation psychischer Störungen. ICD-10 Kapitel V (F) Klinisch-diagnostische Leitlinien* (herausgegeben von H. Dilling, W. Mombour und M. Schmidt, 10., überarb. Aufl.). Bern: Huber.

Young, J. (2014). *Schema questionnaire. Sample items from YSQ-L2 long form.* Retrieved from http://www.schematherapy.org

Zarbock, G. (1996). Individualisierung statt Standardisierung. *Verhaltenstherapie, 6*, 244–251.

Zarbock, G. (2011). *Praxisbuch Verhaltenstherapie: Grundlagen und Anwendungen biografisch-systemischer Verhaltenstherapie*. Lengerich: Pabst.

Znoj, H. (2016). *Komplizierte Trauer* (2. Aufl.). Göttingen: Hogrefe.

Zwick, J. & Hautzinger, M. (2017). *Panik und Agoraphobie – Kognitiv-verhaltenstherapeutisches Manual.* Weinheim: Beltz.

12 Anhang

ICD-Kurzcheckliste (in Anlehnung an Zarbock, 2011)[2]	
	Bei Bejahung → Hinweis auf die Notwendigkeit der weiteren Abklärung von:
1. Hatten Sie in Ihrem Leben jemals eine Phase, in der Sie sich über eine längere Zeit, mindestens 14 Tage hinweg, andauernd niedergedrückt, depressiv, ohne Freude und Interesse an bekannten Aktivitäten oder antriebslos gefühlt haben?	☐ F 32 *Depressive Episode*
2. Hatten Sie schon einmal über mindestens 6 Monate hinweg einen schweren und belastenden Schmerz, für den Ihr Arzt keine genaue Ursache hat finden können?	☐ F 45.4 *Schmerzstörung*
3. Gibt es bei Ihnen verschiedene körperliche Symptome, z.B. des Herzens, des Verdauungssystems oder der Haut, ohne dass diese erfolgreich behandelt werden konnten oder dass eine eindeutige medizinische Ursache dafür aufgefunden werden konnte?	☐ F 45 *Somatoforme Störung*
4. Sind Sie jemals in Ihrem Leben von anderen darauf angesprochen worden, dass Sie zu viel trinken oder dass Sie Probleme mit Alkohol haben? Oder hatten Sie selbst den Eindruck, dass Sie Ihr Trinken nicht mehr kontrollieren konnten und eigentlich mehr getrunken haben, als Sie ursprünglich wollten?	☐ F 10.1 – F10.2 *Alkoholproblematik*
Nehmen Sie außer Alkohol regelmäßig Drogen, z.B. Cannabis, Kokain, Ecstasy, oder vom Arzt nicht verschriebene Schmerz- oder Beruhigungsmittel zu sich?	F 11, F14, F 19 *Drogenproblematik*
5. Haben Sie vor irgendetwas (z.B. kleinen Tieren, Anblick von Blut etc.) intensive Ängste, die dazu führen, dass Sie Begegnungen mit diesen Objekten oder Situationen vermeiden?	☐ F 40.2 *Spezifische Phobie*
6. Haben Sie deutlich Angst davor, Aufmerksamkeit auf sich zu ziehen, oder Angst, in der Öffentlichkeit zu erröten, zu erbrechen oder die Kontrolle über Ihre Blase oder Ihren Stuhlgang zu verlieren?	☐ F 40.1 *Soziale Phobie*

2 Der Abdruck erfolgt mit Genehmigung von Pabst Science Publishers, Lengerich.

7. Haben Sie ausgeprägte Angst vor Menschenmengen, öffentlichen Plätzen oder generell vor Situationen, von denen Sie annehmen, keinen Fluchtweg mehr zu haben, oder vermeiden Sie weite Entfernungen von Ihrem Zuhause ohne Begleitung Ihnen vertrauter Personen?	☐	F 40.0 *Agoraphobie*
8. Haben Sie schon Angstanfälle ohne scheinbaren Grund erlebt, bei denen Sie panische Angst hatten und/oder Ihr Herz sehr stark klopfte, der Schweiß ausbrach, Sie anfingen zu zittern oder unter Mundtrockenheit litten oder bei denen Sie das Gefühl hatten, die Kontrolle zu verlieren oder die Angst hatten, verrückt zu werden?	☐	F 41 *Panikstörung*
9. Waren Sie schon über einen Zeitraum von mindestens 6 Monaten generell besorgt, insbesondere darüber, dass Ihnen oder einem nahen Angehörigen etwas Schlimmes passieren oder ein Unglück zustoßen könnte? Waren Sie während dieser Zeit übermäßig angespannt, nervös oder besorgt?	☐	F 41.1 *Generalisierte Angststörung*
10. Haben Sie je in der Vergangenheit unter Gedanken gelitten, die Sie unsinnig, beängstigend, bedrohlich oder beschämend empfanden (z. B. den Gedanken, Sie könnten anderen unwissentlich etwas angetan haben oder andere könnten durch Ihre Schuld zu Schaden kommen)?	☐	F 42.0 *Zwangsgedanken*
11. Haben Sie die Erfahrung gemacht, dass Sie bestimmte Handlungen (wie z. B. waschen, kontrollieren oder zählen) immer wieder durchgeführt haben, um eine innere Spannung oder Besorgnis abzubauen?	☐	F 42.1 *Zwangshandlungen*
12. Waren Sie schon einmal über längere Zeit (mindestens 6 Monate) davon überzeugt, an einer schweren körperlichen oder seelischen Erkrankung oder einer Entstellung oder Missbildung zu leiden, obwohl ärztliche Untersuchungen mehrfach ergeben haben, dass Sie gesund sind?	☐	F 45.2 *Hypochondrie*
13. Sind Sie schon einmal Opfer oder Zeuge einer Katastrophe, eines Verbrechens oder einer sonstigen Bedrohungssituation geworden, und hat dies dazu geführt, dass Sie darüber nicht hinweggekommen sind und sich Erinnerungen und Bilder daran immer wieder aufdrängen oder sich Ihre Lebensführung oder Ihr Lebensgefühl nachhaltig verändert hat?	☐	F 43.1 *Posttraumatische Belastungsstörung*

14. Waren Sie als Reaktion auf eine außergewöhnliche Belastung (z. B. eine eigene Erkrankung, ein Trauerfall, eine Trennungssituation) schon einmal über einen längeren Zeitraum hinweg ängstlich, depressiv oder sonst wie beeinträchtigt?	□ F 43.2 *Anpassungsstörung*
15. Ist es schon einmal vorgekommen, dass Sie mit Heißhungergefühl größere Mengen Nahrung in sich hineingeschlungen haben? Haben Sie diese dann ggf. anschließend wieder erbrochen?	□ F 50.2 *Bulimia nervosa*
16. Haben Sie schon einmal eine längere Zeit so auf Ihr Körpergewicht geachtet, dass andere Menschen Sie darauf angesprochen haben, dass Sie zu dünn sind und eigentlich zunehmen sollten?	□ F 50.0 *Anorexia nervosa*
17. Hatten Sie schon einmal Phasen in Ihrem Leben, in denen Sie kaum Schlaf brauchten, Sie große Pläne hatten und sehr viel mehr als sonst aktiv waren, sehr viel mehr als sonst gesprochen und unter schnell wechselnden Einfällen gelitten haben?	□ F 30 *Manische Episode*
18. Kam es schon einmal vor, dass Sie sich von anderen beobachtet, beeinflusst oder verfolgt gefühlt haben, dass Ihre Gedanken für andere hörbar waren oder Ihnen von anderen eingegeben wurden, oder aber dass Sie Stimmen gehört haben, dass bestimmte Ereignisse oder Vorgänge (z.B. die Nachrichten im Fernsehen) eine spezielle und nur für Sie bestimmte Bedeutung hatten?	□ F 20 *Schizophrenie*
19. Hatten Sie jemals Probleme mit der Orientierung (nicht wissen, wo man ist), mit dem Gedächtnis (häufiges Verlegen oder Vergessen wichtiger Dinge) oder der Aufmerksamkeit (Ungeschicklichkeiten, Unfälle, Abwesenheitszustände, Tagträume)?	□ *Störung des Gedächtnisses und der Aufmerksamkeit*
20. Gibt es sonstige seelische oder soziale Probleme, Konflikte, Besonderheiten oder Ereignisse, die entweder von Ihnen selbst oder nahen Bezugspersonen (Partner, Kollegen) aus auffällig, problematisch, störend oder bedrohlich eingestuft wurden oder werden?	□ *Sonstiges*

Fragen zur Interaktionsanalyse (vgl. Ubben, 2015, S. 258–259)[3]	
Welche unwillkürliche Wirkung hat das nonverbale Verhalten des Patienten (Mimik, Gestik, Stimme ...) auf mich?	
Was müsste ich sagen oder tun, um den Patienten zu verletzen oder zu kränken?	
Was müsste ich sagen oder tun, um dem Patienten das Gefühl zu geben, wirklich verstanden zu werden?	
Annäherungsziele: Wie will der Patient gesehen und behandelt werden?	
Vermeidungsziele: Wie will der Patient auf gar keinen Fall gesehen und behandelt werden?	

3 Aus: Ubben, Planungsleitfaden Verhaltenstherapie. © 2015 Programm PVU Psychologische Verlagsunion in der Verlagsgruppe Beltz · Weinheim Basel

Kiesler-Kreismodell (in Anlehnung an McCullough, 2006)

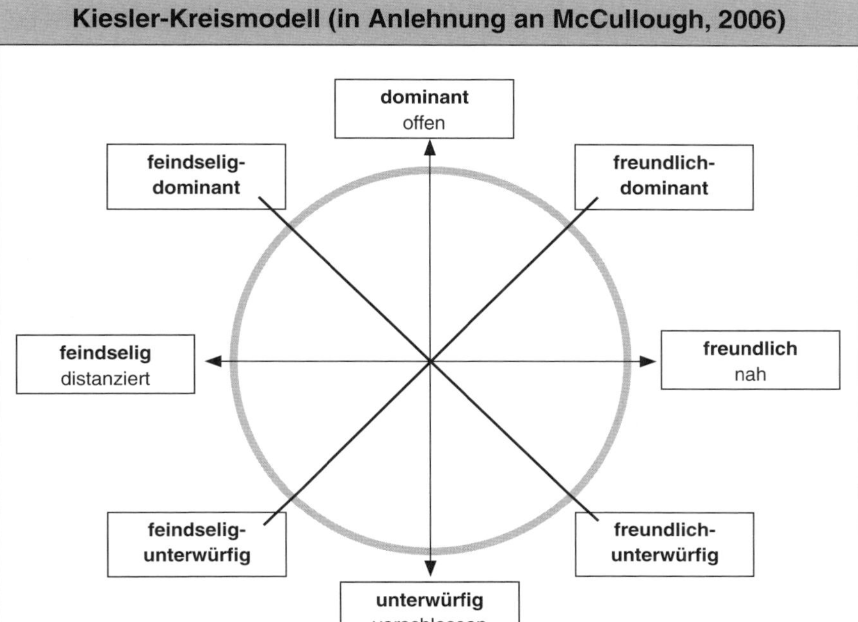

1. *Welche Kategorie charakterisiert das Beziehungsverhalten des Patienten am besten?*
   a) im Sinne einer adaptiven Äußerung
   b) im Sinne einer maladaptiven Äußerung (bspw. Beziehungstest)

2. *Welche Beziehungsziele sind bei diesem Patienten aktiviert?*
   a) Wünsche
   b) Befürchtungen

3. *Wie sollte darauf therapeutisch geantwortet werden?*
   a) komplementär zu den Beziehungswünschen
   b) als Bestehen eines Beziehungstests

Psychopathologie-Kurzcheckliste (in Anlehnung an AMDP, 2016)	
Bewusstseinsstörungen ☐ keine Störung des Bewusstseins ☐ Verminderung des Bewusstseins ☐ Trübung des Bewusstseins ☐ Einengung des Bewusstseins ☐ Verschiebung des Bewusstseins **Orientierung** ☐ zu allen Qualitäten orientiert ☐ Orientierungsstörung bzgl. der Zeit ☐ Orientierungsstörung bzgl. des Ortes ☐ Orientierungsstörung bzgl. der Person ☐ Orientierungsstörung bzgl. Zeit, Ort, Person und Situation	**Verhalten und Psychomotorik** ☐ unauffällig ☐ antriebsarm ☐ gehemmt ☐ antriebsgesteigert ☐ unruhig ☐ parakinetisch ☐ manieriert-bizarr ☐ theatralisch ☐ mutistisch ☐ logorrhoisch ☐ ruhig
Stimmung ☐ unauffällig ☐ deprimiert ☐ hoffnungslos ☐ ängstlich ☐ euphorisch ☐ dysphorisch ☐ gereizt ☐ innerlich unruhig ☐ klagsam/jammrig ☐ geprägt von Ratlosigkeit ☐ geprägt von einem Gefühl der Gefühllosigkeit ☐ geprägt von Insuffizienzgefühlen ☐ geprägt von gesteigerten Selbstwertgefühlen ☐ geprägt von Schuldgefühlen ☐ geprägt von Verarmungsgefühlen	**Affekt** ☐ unauffällig ☐ angemessen ☐ eingeschränkt ☐ abgestumpft ☐ flach ☐ arm ☐ gleichgültig ☐ ambivalent ☐ parathym ☐ labil ☐ inkontinent ☐ starr ☐ niedergeschlagen ☐ depressiv ☐ gedrückt ☐ schwingungsfähig

Einstellung	**Sprache**
☐ kooperativ	☐ unauffällig
☐ freundlich	☐ gesprächig
☐ aufmerksam	☐ geschwätzig
☐ interessiert	☐ weitschweifig
☐ offen	☐ wortkarg
☐ verführerisch	☐ ohne Spontaneität
☐ sich rechtfertigend	☐ langsam
☐ abweisend	☐ schnell
☐ verächtlich	☐ gepresst
☐ überrascht	☐ zögernd
☐ apathisch	☐ emotional
☐ feindlich	☐ dramatisch
☐ spielerisch	☐ monoton
☐ intrigant	☐ laut
☐ manipulativ	☐ geflüstert
☐ ausweichend	☐ undeutlich
☐ zurückhaltend	☐ gemurmelt
☐ fokussiert	☐ gestottert

Situationsanalyse 1: Notizen zur Erhebungs- und Lösungsphase

Zeitabschnitt

Anfangsereignis: ______________________________

Verlaufspunkte: ______________________________

Endpunkt der Episode: ______________________________

Gefühle während der Situation: ______________________________

____

Gedanken (innere Rede)

1. ______________________________
2. ______________________________
3. ______________________________

Handlungen (tatsächlich)

____

____

____

Konsequenzen (tatsächlich)

Äußere Konsequenzen (interpersonell, instrumentell): ______________________________

____

Innere Konsequenzen (emotional, kognitiv): ______________________________

____

____

2. Lösungsphase

Konsequenzen (gewünscht)

Äußere Konsequenzen (interpersonell, instrumentell): ______________________________

____

Innere Konsequenzen (emotional, kognitiv): ______________________________

____

Gedanken (alternativ)

1. ______________________________
2. ______________________________
3. ______________________________

Handlungen (alternativ)

____

____

____

<table>
<tr><th colspan="3">Situationsanalyse 2: SRK-Modell</th></tr>
<tr><th colspan="3">Situationsabschnitt</th></tr>
<tr><td colspan="3">Anfang: ______
Verlauf: ______
Ende: ______
Gefühle während der Situation: ______</td></tr>
<tr><th>S</th><th>R (problematisch)</th><th>K (tatsächlich)</th></tr>
<tr><td>Kontext/Vorgeschichte:

Auslöser:</td><td>Kognitiv/Emotional:

Physiologisch:

Motorisch-behavioral:</td><td>Kurzfristige Konsequenzen:

Mittelfristige Konsequenzen:</td></tr>
<tr><th>K (erwünscht)</th><th colspan="2">R (Ziel führend)</th></tr>
<tr><td></td><td colspan="2">Kognitiv-Emotional:

Motorisch-interaktionell:

Physiologisch:</td></tr>
</table>

Symptomkurve (vgl. Ubben, 2015, S. 256–257)[4]

Montag

	0.00			4.00			8.00			12.00			16.00			20.00			24.00		
1																					
2																					
3																					
4																					
5																					

Dienstag

	0.00			4.00			8.00			12.00			16.00			20.00			24.00		
1																					
2																					
3																					
4																					
5																					

Mittwoch

	0.00			4.00			8.00			12.00			16.00			20.00			24.00		
1																					
2																					
3																					
4																					
5																					

Donnerstag

	0.00			4.00			8.00			12.00			16.00			20.00			24.00		
1																					
2																					
3																					
4																					
5																					

4 Aus: Ubben, Planungsleitfaden Verhaltenstherapie. © 2015 Programm PVU Psychologische Verlagsunion in der Verlagsgruppe Beltz · Weinheim Basel

Freitag

	0.00			4.00			8.00			12.00			16.00			20.00			24.00		
1																					
2																					
3																					
4																					
5																					

Samstag

	0.00			4.00			8.00			12.00			16.00			20.00			24.00		
1																					
2																					
3																					
4																					
5																					

Sonntag

	0.00			4.00			8.00			12.00			16.00			20.00			24.00		
1																					
2																					
3																					
4																					
5																					

Makroskopische Verhaltensanalyse 1: Fragen

Frage 1: Wenn der Patient/die Patientin anhand seiner/ihrer Lebenslinie zentrale Prägungserfahrungen (Bindungserfahrungen, Lebensereignisse) auswählt, welche sind das?

Lebenslinie

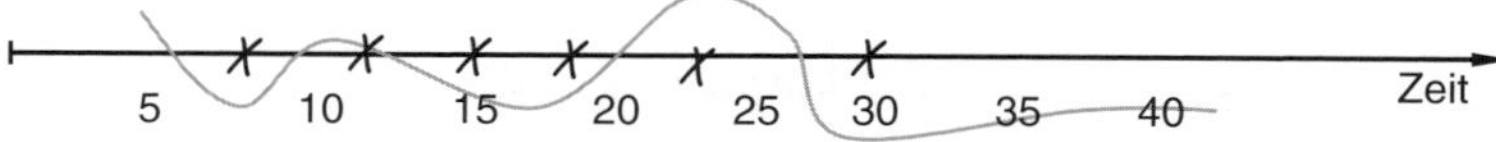

Liste der Lebensereignisse
1 ... 2 ... 3 ...

Liste der Bezugspersonen
1 ... 2 ... 3 ...

Frage 2: Mit welchen Gefühlen hat er/sie vermutlich damals auf diese Ereignisse reagiert, und in welcher Weise wurden damals seine/ihre Grundbedürfnisse berührt (befriedigt, frustriert, verletzt)?

Gefühlsstern nach Stavemann (2013)[5]

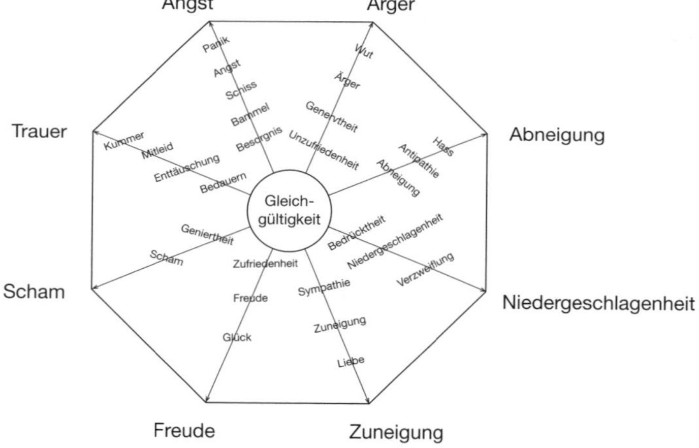

Grundbedürfnisse (nach Epstein, 1990)

Bindung/Autonomie – Bedürfnis nach Zugehörigkeit/Schutz – Bedürfnis nach Eigenständigkeit/Autonomie	*Selbstwerterhöhung/Selbstwertschutz* – Bedürfnis nach Bestätigung/Anerkennung – Bedürfnis nach Souveränität/Kränkungstoleranz
Orientierung/Kontrolle – Bedürfnis nach Verstehen/Überblick – Bedürfnis nach Selbstwirksamkeit/Leistung	*Lust/Erholung* – Bedürfnis nach Lusterleben/Unlustverhinderung – Bedürfnis nach Belastbarkeit/Erholung

5 Aus: Stavemann, Frustkiller und Schweinehundbesieger. © 2013 Programm PVU Psychologische Verlagsunion in der Verlagsgruppe Beltz · Weinheim Basel

Frage 3: Welchem Typus entsprachen die damaligen Bewältigungsversuche des Patienten/der Patientin?

Bewältigungsstile
- Kampf/Überkompensation
- Vermeidung/Flucht
- Unterordnung/Sich-Fügen

Frage 4: Welche dieser damals fast überlebenswichtigen Verhaltensweisen zeigen sich auch heute beim Patienten/bei der Patientin als besonders rasch auslösbare *Reaktionsbereitschaften* – speziell auch verknüpft mit den aktuellen Problemen?

Satzergänzungen zu den eigenen Schemata (vgl. Ubben, 2015, S. 274)[6]

Grundannahmen/deskriptive Schemata:
- *Selbstbild:* Ich bin ein Mensch, der …
- *Bild von anderen:* Die anderen sind …
- *Weltbild:* Die Welt/das Leben ist …

Emotionale und motivationale Schemata:
- *Emotionsausrichtung:* Deshalb ist meine generelle emotionale Lage bestimmt durch …
- *Annäherungsmotive:* Deshalb will/kann/darf ich erreichen, dass …
- *Vermeidungsmotive:* Deshalb muss ich verhindern, dass …, andernfalls droht ...

Reaktionsstile/Handlungsschemata:
- *Beziehungsstil:* Dazu gehe ich mit anderen Menschen üblicherweise so um, dass …
- *Problemlösestil:* Dazu gehe ich mit Anforderungen/Problemen üblicherweise so um, dass …
- *Selbstbetreuungsstil:* Dazu gehe ich mit mir selbst üblicherweise so um, dass …

Frage 5: Zu welchem Zeitpunkt bzw. Zeitraum markiert der Patient auf seiner Lebenszeitlinie den Beginn seiner Störung?

Frage 6: Welche Stressoren bzw. Verstärkerverluste überlasteten letztlich die Bewältigungsmöglichkeiten des Patienten/der Patientin, sodass es zur Dekompensation (Störungsbeginn) gekommen ist?

Markierung des Dekompensationszeitpunkts auf der Lebenslinie

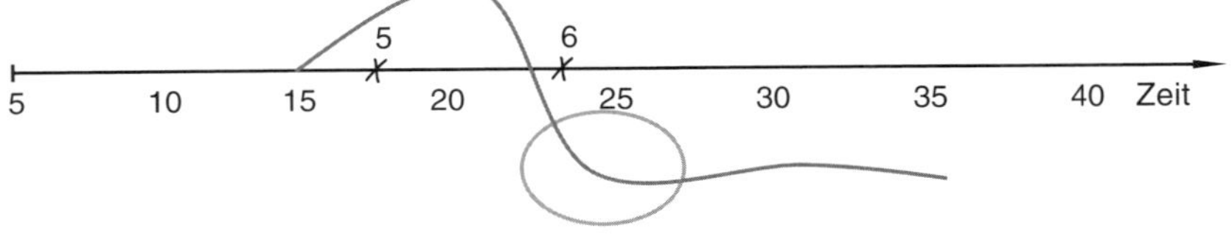

Frage 7: Welche schemakonsistenten, aber maladaptiven Bewältigungsversuche unternahm der Patient/die Patientin seitdem?

6 Aus: Ubben, Planungsleitfaden Verhaltenstherapie. © 2015 Programm PVU Psychologische Verlagsunion in der Verlagsgruppe Beltz · Weinheim Basel

Makroskopische Verhaltensanalyse 2: Antwortblatt		
Prädispositionsbildung	S Biografische Prägungserfahrungen	
	R Spontanreaktionen/ Bewältigungsversuche	
	K Emotionale, kognitive, behaviorale Reaktionsbereitschaften (Schemata)	
Dekompensationsbedingungen	S Stresszunahme/ Verstärkerverlust	
	R Maladaptive Bewältigungsversuche	
	K Dekompensation/ Störungsbeginn	

Verarbeitungswege (vgl. Ubben, 2015, S. 281)[7]	
Anfordernde Situation	**Exposition**
Autopilotenmodus (alt) vs.	**Chefpilotenmodus (neu)**
Emotionsautomatik/Fusionierung Beispiel: __________ __________	*Bewusstes Erkennen/Diskriminieren* Methode: __________ __________
Bewertungsautomatik/emotionale Eskalation Beispiel: __________ __________	*Achtsames Wahrnehmen/emotionales Distanzieren* Methode: __________ __________
Planlose Konfusion Beispiel: __________ __________	*Bewusstes Planen/Problemlösehaltung* Methode: __________ __________
Handlungsautomatismen Beispiel: __________ __________	*Zielorientiertes Handeln* Methode: __________ __________
Schemakonsistenter Misserfolg Beispiel: __________ __________	*Zielerreichung/Selbstwirksamkeit erleben* Methode: __________ __________

7 Aus: Ubben, Planungsleitfaden Verhaltenstherapie. © 2015 Programm PVU Psychologische Verlagsunion in der Verlagsgruppe Beltz · Weinheim Basel

Störungsmodell 1: SORK-Modell

O

Organismusvariable/Oberpläne

Störungsrelevante körperliche Bedingungen: ______________________________

____

Störungsrelevante Oberpläne der Person: ______________________________

____

↕ ↕ ↕

S **Symptomfördernde und -auslösende Stimuli** (typische Situationen)	**R** **Spontanreaktionen/ Bewältigungsversuche**	**K** **Konsequenzen** (kurz-, mittel-, langfristig)
____________	____________	____________
____________	____________	____________
____________	____________	____________
____________	____________	____________
____________	____________	____________
____________	____________	____________
____________	____________	____________
____________	____________	____________
____________	____________	____________
____________	____________	____________
____________	____________	____________
____________	____________	____________

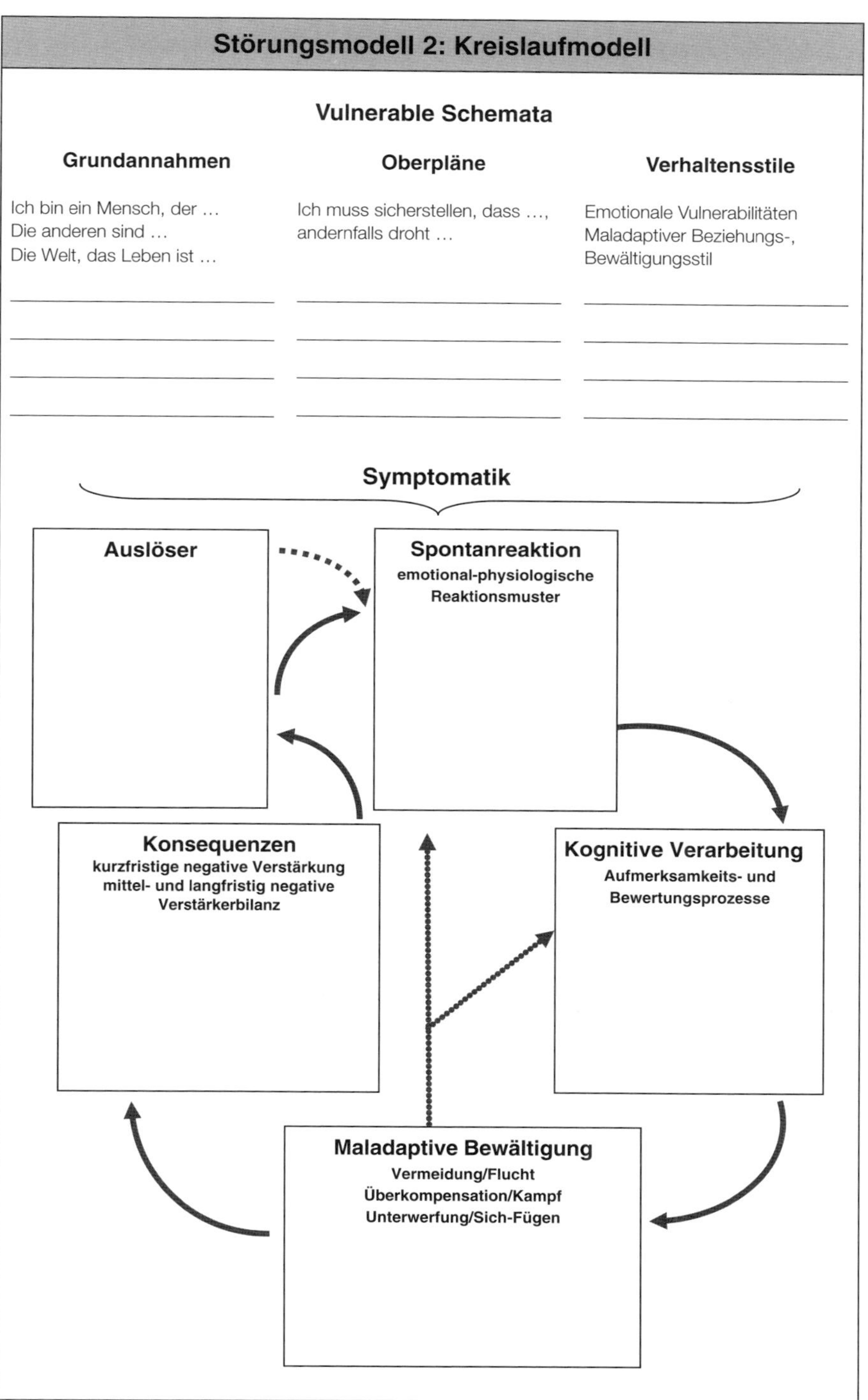
Störungsmodell 2: Kreislaufmodell
Vulnerable Schemata
Grundannahmen
Ich bin ein Mensch, der …
Die anderen sind …
Die Welt, das Leben ist …
Oberpläne
Ich muss sicherstellen, dass …,
andernfalls droht …
Verhaltensstile
Emotionale Vulnerabilitäten
Maladaptiver Beziehungs-,
Bewältigungsstil
Symptomatik
Auslöser
Spontanreaktion
emotional-physiologische
Reaktionsmuster
Konsequenzen
kurzfristige negative Verstärkung
mittel- und langfristig negative
Verstärkerbilanz
Kognitive Verarbeitung
Aufmerksamkeits- und
Bewertungsprozesse
Maladaptive Bewältigung
Vermeidung/Flucht
Überkompensation/Kampf
Unterwerfung/Sich-Fügen

Fragen zur Problemanalyse und Zielableitung	
Prozessbedingungen:	**Prozessziele:**
Welche für das therapeutische Bündnis ungünstigen motivationalen und interaktionellen Bedingungen liegen beim Patienten vor (siehe therapeutisches Basisverhalten)? _____ _____ _____ _____ _____	Welche motivationalen und interaktionellen Bedingungen sind herzustellen, damit der Patient ein angemessenes therapeutisches Basisverhalten entwickeln kann? _____ _____ _____ _____ _____
Reaktionsausprägungen:	**Reaktionsziele:**
(R-Analyse): Wie und in welcher Ausprägung zeigt sich die aktuelle Symptomatik auf den verschiedenen Reaktionsebenen? _____ _____ _____ _____ _____	Welche emotionalen, kognitiven, behavioralen, physiologischen Reaktionsmuster sollen modifiziert (abgebaut, aufgebaut) werden? _____ _____ _____ _____ _____
Kontingenzen 1:	
(S-R-Analyse): Durch welche vorausgehenden Bedingungen wird die Symptomatik aufrechterhalten? _____ _____ _____ _____ _____	Welche die Symptomatik regelmäßig in Gang setzenden Bedingungen sollen modifiziert werden? _____ _____ _____ _____ _____

Kontingenzen 2:	
(R-K-Analyse): Durch welche Bedingungen wird die Symptomatik regelmäßig verstärkt? __________ __________ __________ __________ __________	Welche Verstärker der Symptomatik sollen abgebaut, welche Verstärker des Zielverhaltens aufgebaut werden? __________ __________ __________ __________ __________
Schemakonsistenzen:	
(O-Analyse): Welche Grundannahmen, Oberpläne, Reaktionsstile treiben die Symptomatik an bzw. werden durch sie aufrechterhalten/geschützt? __________ __________ __________ __________ __________	Welche maladaptiven Schemata sollen modifiziert werden? Welche adaptiven Grundannahmen, Oberpläne, Reaktionsstile sollen aufgebaut werden? __________ __________ __________ __________

<table>
<tr><th colspan="4">Von der Problemanalyse zu den Zielen</th></tr>
<tr><th colspan="2"></th><th>Schlüsselprobleme</th><th>Schlüsselziele</th></tr>
<tr><td colspan="2" rowspan="2">Prozess</td><td>Motivation:</td><td>Motivation:</td></tr>
<tr><td>Interaktion:</td><td>Interaktion:</td></tr>
<tr><td rowspan="3">Symptomatik</td><td>R</td><td></td><td></td></tr>
<tr><td>S</td><td></td><td></td></tr>
<tr><td>K</td><td></td><td></td></tr>
<tr><td>Schemata</td><td>O</td><td></td><td></td></tr>
<tr><th colspan="4">Prognoseerörterung</th></tr>
<tr><td colspan="4">Prognostisch positive Faktoren:

Prognostisch einschränkende Faktoren:</td></tr>
</table>

<table>
<tr><th colspan="5">Von den Zielen zum Behandlungsplan</th></tr>
<tr><th colspan="2"></th><th>Diagnose/n gemäß ICD</th><th>Ziele gemäß Störungstheorie</th><th>Nutzbare Leitlinien und Manuale</th></tr>
<tr><th colspan="2">Diagnosebezogene Planung</th><td></td><td></td><td></td></tr>
<tr><th rowspan="7">Individualisierte Planung</th><th rowspan="2">Prozessplanung</th><th>Einschränkungen des therapeutischen Basisverhaltens (Motivation/ Interaktion)</th><th>Individualisierte Prozessziele</th><th>Interventionen zur Förderung des therapeutischen Basisverhaltens</th></tr>
<tr><td></td><td></td><td></td></tr>
<tr><th rowspan="5">Methodenplanung</th><th>Schlüsselziele</th><th colspan="2">Geplante Interventionen</th></tr>
<tr><td>1.</td><td colspan="2">Zu 1:</td></tr>
<tr><td>2.</td><td colspan="2">Zu 2:</td></tr>
<tr><td>3.</td><td colspan="2">Zu 3:</td></tr>
<tr><td>4.</td><td colspan="2">Zu 4:</td></tr>
</table>

<table>
<tr><td rowspan="7">Individualisierte Planung</td><td rowspan="6">Methodenplanung</td><td>5.</td><td>Zu 5:</td></tr>
<tr><td>6.</td><td>Zu 6:</td></tr>
<tr><td>7.</td><td>Zu 7:</td></tr>
<tr><td>8.</td><td>Zu 8:</td></tr>
<tr><td>9.</td><td>Zu 9:</td></tr>
<tr><td>10.</td><td>Zu 10:</td></tr>
<tr><td>Strategische Planung</td><td colspan="2">Behandlungsstrategie

Fokus auf folgende Störungsbedingungen/Nutzung folgender Ressourcen:

Nutzbare Module aus Manualen:

Einstiegsintervention/Voraussichtliche Reihenfolge weiterer Interventionen:</td></tr>
</table>

Zielerreichungsskala	
+2	viel besser als erwartet
+1	besser als erwartet
0	erwartetes Ergebnis
–1	weniger als erwartet
–2	viel weniger als erwartet

Therapiebericht des Patienten/der Patientin: Mögliche Evaluationsfragen (in Anlehnung an Steil et al., 2001)	
Übersicht	1. Worin bestanden meine Probleme zu Beginn der Therapie? 2. Was hatte ursprünglich dazu geführt, dass ich diese Probleme entwickelt habe? 3. Was habe ich über mich bzw. über meine problematischen Anteile verstanden? 4. Was hat mir geholfen, die Störung zu bewältigen?
Im Einzelnen	5. Mit welchen Situationen hatte ich zu Beginn meiner Störung Probleme? 6. Welche meiner Gedanken und Handlungsweisen waren dabei problematisch? 7. Zu welchen ungünstigen Konsequenzen haben die Gedanken und Handlungsweisen immer wieder geführt? 8. Wie kann ich inzwischen in solchen Situationen mit meinen Gedanken umgehen? 9. Durch welches Verhalten erreiche ich in solchen Situationen bessere Konsequenzen? 10. Wie kann ich das weiter ausbauen, was ich im Laufe der Therapie gelernt habe?
Für die Zukunft	11. Welche Dinge/Stolpersteine könnten in Zukunft einen Rückfall und bei mir erneut das alte problematische Verhalten auslösen? 12. Wie sollte ich mit schwierigen Situationen in der Zukunft umgehen? Worauf will ich dann besonders achten? 13. Wenn ich einen Rückfall habe und meine Probleme wieder auftreten, was kann ich dann tun? 14. An welche Dinge, die ich in der Therapie gelernt habe, möchte ich mich dann erinnern? 15. Wo möchte ich in zwei Jahren stehen?

Mein Selbstbild (vgl. Ubben, 2013, S. 153)[8]

Vergleich zwischen Therapiebeginn und Therapieende:

1. Was spüre ich im Nacken, trage ich auf meinen Schultern? Welche Veränderungen spüre ich dort?
2. Was geht mir durch den Kopf?
3. Was liegt mir am Herzen, spüre ich auf der Brust?
4. Was habe ich in der Hinterhand?
5. Was ist mein Fundament?
6. Worauf ist meine Energie gerichtet?
7. Was ist mein Stolperstein?

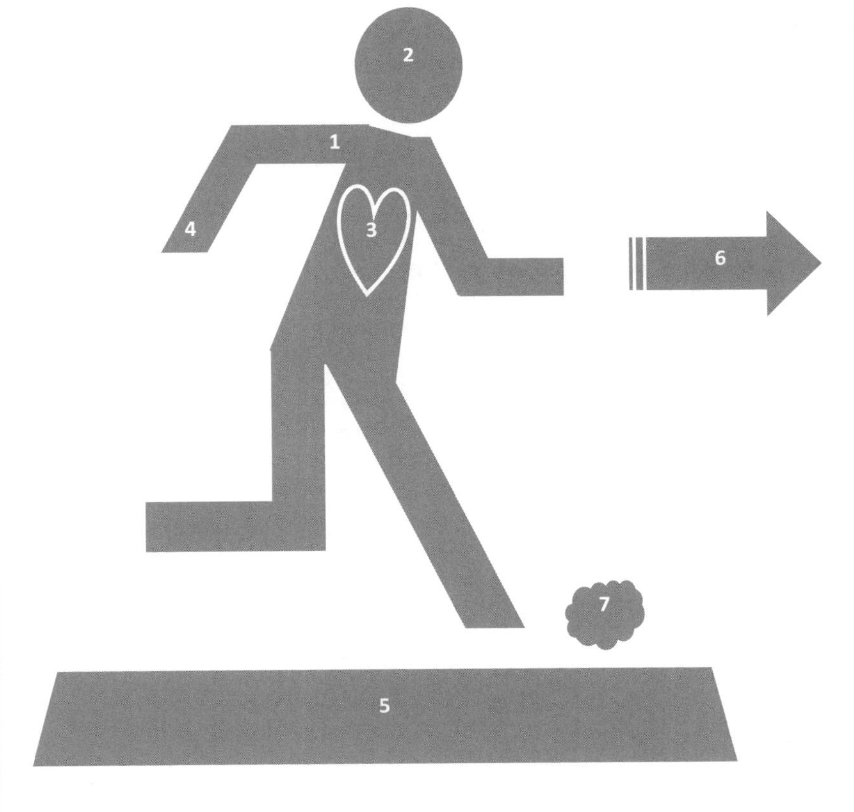

8 Aus: Ubben, Verhaltenstherapeutische Selbsterfahrung. © 2013 Beltz Verlag in der Verlagsgruppe Beltz · Weinheim Basel

Bericht an den Gutachter – Fragencheck

Punkt 1: Relevante soziodemografische und sozialmedizinische Daten (in Stichworten)

1.1 *Soziodemografische Daten:* Alter/Geschlecht/Familienstand/Kinder/Beruf bzw. Ausbildungsstatus

1.2 *Sozialmedizinischer Status:* ggf. AU, EU, Rente, Reha, laufendes Rentenverfahren

Punkt 2: Symptomatik/Psychischer Befund

2.1 Wie und in welcher Ausprägung zeigt sich die berichtete Symptomatik auf den Reaktionsebenen?

2.2 Wie nimmt der Therapeut bzw. die Therapeutin den Interaktionsstil des Patienten im Gespräch wahr?

2.3 Weisen Beziehungsverhalten und Störungsverständnis des Patienten und auf eine Persönlichkeitsstörung hin?

2.4 Zeigen sich psychopathologische Auffälligkeiten im Sinne des AMDP-Systems?

2.5 Welche planungsrelevanten testdiagnostischen Befunde liegen vor?

Punkt 3: Somatischer Befund

3.1 Liegen somatische Befunde vor, die aus ärztlicher Sicht die Indikation für eine ambulante Psychotherapie infrage stellen?

3.2 Erfolgt/e eine für die geplante Psychotherapie relevante ärztlich-somatische Behandlung?

3.3 Befindet sich die Patientin bzw. der Patient parallel in psychiatrischer Behandlung? (ggf. Nennung der verordneten Psychopharmaka)

3.4 Betreibt die Patientin bzw. der Patient einen Suchtmittelkonsum? (ggf. spezifizieren)

3.5 Erfolgten bereits psychotherapeutische, psychosomatische, psychiatrische Vorbehandlungen (ggf. Epikrisen oder Entlassungsbericht/e beifügen), bzw. sind für die nächste Zeit (ggf. zusätzlich zur beantragten Psychotherapie) psychiatrische, psychosomatische (Reha-)Maßnahmen geplant, beantragt?

Punkt 4: Makroskopische und Funktionale Verhaltensanalyse

4.1 *Makroskopische Verhaltensanalyse:* Prädispositions- und Dekompensationshypothesen
- *Biografische Prägungen:* Welche signifikanten lebensgeschichtlichen Prägungserfahrungen der Patientin bzw. des Patienten haben vermutlich bei dieser/diesem zur Entwicklung bestimmter prädisponierender Reaktionsbereitschaften (emotionale Vulnerabilitäten, maladaptiver Beziehungs-/Bewältigungsstil) geführt? (+ ggf. Ressourcenanalyse)
- *Störungsbeginn:* Welche Belastungsereignisse (Stressorenzunahme/Verstärkerverluste) überforderten vermutlich deren/dessen Bewältigungsressourcen, sodass es zur Dekompensation kam?

4.2 *Funktionale Verhaltensanalyse:* Aufrechterhaltungsbedingungen der Störung
- *Kontingenzbedingungen:* Welche der Symptomatik regelhaft vorausgehenden Stimulus- bzw. welche nachfolgenden Konsequenzenbedingungen halten diese aktuell aufrecht?
- *Schemakonsistenzen:* Welche Schemata (Reaktionsstile, Oberpläne, Grundannahmen) und systemischen Bedingungen treiben die Symptomatik an? Werden

bestimmte Schemata und/oder systemische Bedingungen durch die Symptomatik aufrechterhalten bzw. geschützt?

Punkt 5: Diagnose

5.1 *ICD-Diagnose:* Welche gesicherte/n ICD-Diagnose/n kann/können bei der Patientin/bei dem Patienten festgestellt werden?

5.2 *Differenzialdiagnostik:* Wurden bestimmte infrage kommende Diagnosen ausgeschlossen?

Punkt 6: Behandlungskonzeption und Prognose

6.1 *Indizierte Leitlinien*
- An welchen evidenzbasierten Konzepten bzw. Leitlinien soll sich die Behandlung orientieren?

6.2 *Prozessplanung*
- Welche motivationalen und interaktionellen Bedingungen sind hier für einen konstruktiven therapeutischen Arbeitsprozess herzustellen bzw. zu modifizieren?
- In welcher Weise sollen die genannten Prozessziele erarbeitet werden?

6.3 *Ergebnisplanung*
- Welche Störungsbedingungen („Problem-SORK") sollen wohin modifiziert („Ziel-SORK") werden?
- Welche individualisierten Interventionen und Strategien sind hierzu geplant?

6.4 *Prognose*
- Welche prognostisch positiven bzw. einschränkenden Faktoren hinsichtlich der Erreichung der o. g. Therapieziele lassen sich identifizieren?

6.5 *Planung von Therapieumfang und -setting*
- Wie viele Therapiestunden sind zur Erreichung der o. g. Ziele vorgesehen?
- Setting: In welchem Verhältnis sind Einzel- und Gruppensitzungen geplant?
- Bei geplanten Expositionsblöcken: Wie viele mehrstündige Blöcke sind geplant?

Punkt 7: Zusätzlich erforderliche Angaben bei einem Umwandlungs- oder Fortführungsantrag

7.1 *Diagnoseabgleich*
- Trifft die Anfangsdiagnose noch zu, wurde sie differenziert, erweitert, revidiert?

7.2 *Bisheriger Behandlungsverlauf*
- Wie viele Behandlungsstunden erfolgten bisher?
- Welche Ergebnisse wurden im bisherigen Behandlungsverlauf erreicht?

7.3 *Indikation für den Umwandlungs-/Fortführungsabschnitt und Planung*
- Aus welchen (besonderen) Gründen erscheint eine Weiterbehandlung notwendig?
- Wie wird die beantragte Umwandlungs- bzw. Fortführungsphase konzipiert?